儿童肥胖可防可治

专家指导孩子科学减重

组织编写　苏州大学附属儿童医院

主　　编　汪　健　史晓燕

副 主 编　李　萍　张　芳　张建敏　唐叶枫

编　　委（以姓氏笔画为序）

王雨雯　毛广惠　叶梦璇　史晓燕

匡锡菲　刘亚坤　李　萍　李昕怡

吴严玮　汪　健　张　芳　张建敏

陈　婷　陈祝秀　周　甜　府霞敏

夏愚伟　唐叶枫　常雨潇　韩　琰

储雷雷

人民卫生出版社

·北　京·

图书在版编目（CIP）数据

儿童肥胖可防可治 ：专家指导孩子科学减重 / 苏州大学附属儿童医院组织编写. -- 北京 ：人民卫生出版社, 2026. 1. -- ISBN 978-7-117-39143-6

Ⅰ. R723. 14

中国国家版本馆 CIP 数据核字第 20262C3Y62 号

人卫智网	www.ipmph.com	医学教育、学术、考试、健康，购书智慧智能综合服务平台
人卫官网	www.pmph.com	人卫官方资讯发布平台

儿童肥胖可防可治——专家指导孩子科学减重
Ertong Feipang Kefang Kezhi
—— Zhuanjia Zhidao Haizi Kexue Jianzhong

组织编写：苏州大学附属儿童医院
出版发行：人民卫生出版社（中继线 010-59780011）
地　　址：北京市朝阳区潘家园南里 19 号
邮　　编：100021
E - mail：pmph @ pmph.com
购书热线：010-59787592　010-59787584　010-65264830
印　　刷：廊坊一二〇六印刷厂
经　　销：新华书店
开　　本：710 × 1000　1/16　　印张：14
字　　数：169 千字
版　　次：2026 年 1 月第 1 版
印　　次：2026 年 1 月第 1 次印刷
标准书号：ISBN 978-7-117-39143-6
定　　价：69.00 元
打击盗版举报电话：010-59787491　E-mail：WQ @ pmph.com
质量问题联系电话：010-59787234　E-mail：zhiliang @ pmph.com
数字融合服务电话：4001118166　E-mail：zengzhi @ pmph.com

序

儿童健康是全民健康的基石，更是国家长远发展的战略命题。在全球化进程与生活方式剧变的浪潮中，我国儿童青少年肥胖率呈持续攀升的严峻态势。这不仅是医学问题，更是一场关乎民族未来的“健康保卫战”。2024 年国家《“体重管理年”活动实施方案》的出台，既是对“健康中国 2030”战略的精准响应，也标志着肥胖防治从“疾病治疗”向“健康管理”的深刻转型。值此关键时期，苏州大学附属儿童医院汪健教授团队特别策划了《儿童肥胖可防可治——专家指导孩子科学减重》这本科普书，恰逢其时，意义深远。

本书的独特价值，在于它以临床实践为根基，用通俗易懂的语言，将深奥的医学知识凝练成 100 多个科普问答。既有对肥胖遗传密码的前沿解读，又直面数字时代致胖环境的新挑战；既剖析儿童肥胖的近远期影响，又分享儿童中医调理、减重成长营等本地特色方案；既吸纳国际分阶梯治疗肥胖的先进经验，又提出了“家庭 - 学校 / 社区 - 医院”的三级防控网络的构建思路。它从理论延伸至实操，从预防跨越到治疗，形成了一套科学而系统的全链条防治体系，其科学性、系统性令人耳目一新，正是当前稀缺的健康科普著作。

我始终相信，医学不仅是严谨的科学，更是温暖的人文艺术。在这本书中，“医防融合”与“全生命周期管理”的理念贯穿始终。从孕早期营养程序化的预防窗口，到青春期心理行为的干预靶点；从家庭餐桌上的“红绿灯食谱”，到减重手术利弊的科学探讨，编者以“治未病”的智慧，将专业医学知识转化为大众可操作的生活指南。这不仅体现了编者团队的学术敏锐性，更是新时代医务工作者“大健康观”的生动诠释，既要仰望星空追求学术前沿，也要脚踏实地通过科普惠及万家。

本书的出版，为儿童体重管理多部门、多学科协作提供了范本，也为基层医疗机构开展肥胖分级诊疗提供了技术参考。期待此书能成为医务工作者的案头工具、学校家庭的健康指南，更期待全社会形成预防重于治疗、协作胜于单打的共识，共同筑牢儿童肥胖防控的“社会屏障”。

健康中国，始于儿童；民族未来，系于少年。愿此书化作星火，点亮千万家庭对科学育儿的认知之光，更愿医学界与社会各界携手，为下一代守护一片无“肥”无虑的成长晴空。

中国工程院院士

2025 年 12 月

前　言

儿童是国家的未来，民族的希望。然而，随着社会经济的快速发展和生活方式的改变，儿童青少年肥胖率持续攀升，已成为威胁儿童青少年身心健康的重要公共卫生问题。2020 年，国家卫生健康委等 6 个部门联合印发《儿童青少年肥胖防控实施方案》，要求切实加强儿童青少年肥胖防控工作。2024 年，国家卫健委等 16 个部门联合发布《“体重管理年”活动实施方案》，将体重管理提升为国家行动，呼吁全社会共同关注健康生活方式。

本书的编写团队来自苏州大学附属儿童医院儿童肥胖防治指导中心的临床一线医务人员，包括了儿童健康管理、儿童保健、临床营养、中医、内分泌、心血管、儿外科、儿科护理等多个专业。编者们长期致力于儿童肥胖的临床诊疗、科学研究和健康教育工作，通过多学科协作，实践精准干预，成功帮助 4 000 余名孩子从肥胖困境中走出，重获健康与自信。这些宝贵的临床经验，成为本书内容的重要支撑。

儿童肥胖并非简单的“多吃少动”，而是遗传、环境、社会文化等多因素交织的复杂问题。本书从认知、预防到干预，系统构建了儿童肥胖防治的全周期科普知识框架。既涵盖了儿童肥胖的成因、危害等基础知识，又剖析了遗传与环境的多维影响，更深入从饮食、运动、行为、心理、中医、药物、手术等综合管理角度出发，为读者提供儿童肥胖可防可治的实践方案。

本书特别强调“多方协作”的理念——从孕期到青少年，从家庭餐桌到校园书桌，从社区管理到社会支持，多方协作方能编织儿童肥胖的防控网络。编者团队多年来通过医防结合、家校联动、互联网平台与媒体赋能等多措并举，针对儿童肥胖的早筛、早防、早治积累了丰富的临床和科普经验。书中“案例研究与成功故事”部分正是这些实践成果的生动写照，也为社会各界参与儿童肥胖防治提供了参考路径。

本书不仅是一本科普读物，更是一本实操手册。我们期待家庭能从中学会科学监测孩子的生长曲线，合理饮食，从小培养孩子良好的生活方式；教育工作者能通过校园环境提高学生的营养认知和健康素养；医务工作者能通过分级诊疗体系实现儿童肥胖的早筛、早防与双向转诊。

少年强，则国强。面对儿童肥胖这一时代课题，需要医学的专业引领，更需要全社会的共同关注。愿本书能成为照亮健康之路的一盏明灯，帮助更多读者掌握科学减重的金钥匙，让每个孩子都能在阳光下茁壮成长，拥有强健的体魄和丰盈的人生。

编者

2025 年 12 月

目　录

第一章　认识儿童肥胖……1

一、轻松判断孩子胖不胖……1

二、认识肥胖的不同类型……14

第二章　儿童肥胖的原因……19

一、肥胖的遗传密码……19

二、肥胖的生活方式……22

三、肥胖的更多幕后黑手……27

四、中医解码肥胖之谜……34

第三章　儿童肥胖对健康的影响……39

一、五脏六腑的肥胖危机……39

二、肥胖是生长发育的绊脚石……48

第四章　预防肥胖的健康秘籍……65

一、了解孩子的成长密码……65

二、揭秘食物的能量密码……73

三、管住嘴——合理饮食……85

四、迈开腿——科学运动……92

五、预防肥胖的关键窗口期……99

六、多方协作、多措并举防治肥胖……105

第五章　掌握方法科学减重……117

一、瘦身前的科学评估与计划……117
二、减重饮食……122
三、减重运动……139
四、减重路上的问题和挑战……149
五、如何看待减肥药……160
六、中医减肥的妙招……164
七、手术减肥大揭秘……169

第六章　儿童减肥误区知多少……175

一、减重饮食误区……175
二、体重管理与运动误区……183

第七章　案例研究与成功故事……189

一、典型个案分析……189
二、科学减重的实践经验……195
三、减重前沿与科学探索……201

第八章　减重食谱参考与营养素分析……205

不同年龄段儿童减重食谱示例（含营养素分析）……205

第一章　认识儿童肥胖

一、轻松判断孩子胖不胖

（一）全球警报——儿童肥胖的流行趋势

肥胖症是一种能量代谢失衡、导致全身脂肪组织过度增生、体重超常的慢性营养性疾病。它与胰岛素抵抗、2 型糖尿病、高血压、高脂血症、冠心病等代谢综合征密切相关。在 21 世纪的今天，肥胖症如同一股不可小觑的“健康暗流”，悄无声息地侵蚀着全球儿童青少年的身心健康，成为威胁健康的头号“隐形杀手”。

世界卫生组织数据显示，2022 年全球每 8 人中就有 1 人肥胖，超过 3.9 亿 5～19 岁儿童和青少年超重，其中 1.6 亿儿童和青少年患有肥胖症。自 1990 年以来，全球成人肥胖增加了一倍多，而儿童青少年肥胖增加了三倍，呈现出快速流行趋势。值得注意的是，肥胖已不再是发达国家的“专利”。2022 年，女童和男童肥胖率均最高的国家是纽埃和库克群岛，这些地方儿童青少年的肥胖率超过 30%。另外，5 岁以下超重肥胖的儿童中，近半数生活在亚洲。

中国自 20 世纪 80 年代中后期起，儿童的超重肥胖率也像被按下了“快进键”，一路飙升。中国女童肥胖率从 1990 年的 0.6% 增至 2022 年的 7.7%，男童肥胖率从 1990 年的 1.3% 增至 2022 年的 15.2%。《中国居民营养与慢性病状况报告（2020 年）》的最新数据显示：6～17 岁儿童的超重率和肥胖率分别高达 11.1% 和 7.9%，6 岁以下的小朋友同样未能幸免这场“肥胖风暴”，超重率和肥胖率也达到了 6.8% 和 3.6%。更令人担忧的是，近年来农村地区儿童肥胖率的增长速度竟超过了城市。在人们印象中，农村是孩子自由玩耍的天地，“小胖墩”似乎是城市孩子才有的困扰，然而随着物质资源的逐渐充裕，农村儿童肥胖问题也越来越不容忽视。据 2024 年世界肥胖地图预测，若缺乏有效干预措施，预计到 2035 年全球超重肥胖儿童可突破 7.5 亿。

儿童时期的肥胖，不仅仅是一个“胖瘦”问题，它更像是一颗埋藏在体内的“定时炸弹”，随时可能引发各种健康危机。儿童肥胖是全球性挑战，但并非无解，从家庭餐桌到国家政策，每一环都至关重要。面对这场来势汹汹的“肥胖流行风”，我们需要全社会携手并肩，唯有科学干预、持续行动，才能为下一代筑起健康的防线。

（史晓燕）

（二）“幸福肥”还是“健康债”——儿童肥胖的真相

当我们说孩子“胖嘟嘟”的时候，往往带着一丝宠溺。但在这份丰腴背后，隐藏着不为人知的健康陷阱。肥胖不只是多了几圈肉，它就像一个隐形的背包，里面装载着多种健康隐患，在孩子的成长道路上悄悄增加负担。

儿童肥胖的本质就是体内脂肪的过度堆积。想象一下，如果身体是一个水池，能量摄入就是水流，能量消耗是排水口，当流入的水量持续超过流出，能量水池便会溢出。同理，孩子体内一旦能量过剩就会转变成脂肪储存起来，逐步变胖。

儿童肥胖的成因错综复杂，受遗传和后天环境的交互影响。一些孩子天生代谢缓慢，像是身体的小马达转得不快，更容易堆积脂肪。如果父母肥胖，孩子患上肥胖的风险也会更高。而现代生活方式，更是为肥胖添了把火：电子屏幕成了孩子们的新玩伴，户外活动变成了稀客，而甜食、快餐、外卖，更是日常饮食的甜蜜陷阱，让孩子身体的能量池越积越满。

肥胖对儿童的影响深远且广泛。它不仅增加了孩子患 2 型糖尿病、高血压、脂肪肝等慢性疾病的风险，而且 70%～80% 的儿童肥胖可持续到成年，增加成年后患心血管疾病等慢病风险。肥胖还可能影响孩子的心理健康。在学校环境中，肥胖的孩子更易成为被欺凌的目标，或在社交场合中感到自卑，这种心理压力可能进一步阻碍他们的成长和发展。

幸好，儿童肥胖可防可治。通过科学合理的饮食调整、增加体育锻炼以及培养良好的生活方式，可以有效预防肥胖。正如肥胖让健康快车踩下了刹车键，但只要我们导航路线正确（健康的生活方式）、加对汽油（合理的饮食）、踩住油门（坚持运动和必要的医疗干预），就能让这辆“健康快车”重新启动，驶向更美好的未来。

（刘亚坤）

（三）成长中的脂肪陷阱——儿童与成人肥胖大不同

如果把身体的脂肪组织想象成一个“脂肪仓库”，那么脂肪细胞就是仓库里的“房间”，脂肪是房间里的“货物”。儿童和成人的发胖方式就是两种工程模式：

1. 发胖机制——扩建仓库 vs 囤积货物

（1）儿童肥胖：全生命周期中脂肪细胞会经历 4 次“扩建”阶段，分别是胎儿期、婴儿期、脂肪重聚期（5～7 岁）和青春期。这四个时期脂肪细胞数量会随着能量过剩噌噌上涨，一旦房间（脂肪细胞）建多了，未来仓库容量直接翻倍，哪怕减肥成功，空房间也会虎视眈眈等着囤货。

（2）成人肥胖：更像仓库管理员囤货。成年后脂肪细胞数量基本固定，发胖过程靠往仓库里囤更多货物（脂肪细胞体积膨胀）。成人减肥好比暂时清空部分货物，但仓库容量没变，稍不留神就会反弹。

2. 肥胖原因——被动变胖 vs 主动“躺平”

（1）儿童肥胖：肥胖受多基因遗传影响，肥胖父母所生的子女中肥胖发生率高达 70%～80%。此外，致肥的家庭环境，如过度喂养、高能量饮食模式、久坐不动的生活方式等，让儿童胖得有些“身不由己”。

（2）成人肥胖：更多是主动躺平、放飞自我。虽然易胖基因影响仍在，但成人可自由选择喝水还是奶茶、在家吃还是点外卖、躺沙发还是去健身。90% 以上的成人肥胖与能量过剩有关，即吃多动少，肥肉上身。所以，成人肥胖其实是“自己挖的坑”。

3. 健康警报——长期威胁 vs 局部隐患

（1）儿童肥胖：高血压、糖尿病、脂肪肝等低龄化发展，还可导致青春期提前发动、骨骺早闭、成年身高缩水。同时，“小胖墩”容易被起外号，肥胖儿童患抑郁、焦虑风险是普通孩子的 3 倍！更有数据表明 70%～80% 的儿童肥胖可延续至成年，成为健康的长期威胁。

（2）成人肥胖：虽然也会诱发“三高”等问题，但成年人器官发育成熟，心理韧性更强，即使肥胖有伤害，也不至于出现发育轨迹跑偏这种降维打击。

4. 应对策略——生活方式 vs 药物手术

（1）儿童减肥：需“春风化雨”，严禁饥饿疗法、快速减重，应在保证其正常生长发育的前提下，通过建立健康的生活方式促进儿童长期身心健康。药物或手术需严格把握指征。

（2）成人减肥：可“快刀斩乱麻”，治疗手段相对多样，生活方式调整是基础，但必要时可以选择药物治疗以及手术治疗等。

由此可见，儿童肥胖对健康将产生更为深远的影响，儿童时期发胖的人，成年后减肥难度要比成年后发胖的人更大。

（史晓燕）

（四）科学筛查儿童肥胖的“三把标尺”

很多人凭肉眼目测判断孩子胖瘦，但这种方式主观性太强，科学筛查儿童超重肥胖，需要借助以下“三把标尺”：体重指数（body mass index，BMI）、身长/身高别体重、腰围。

1. BMI——国际公认的肥胖筛查“黄金标尺”

BMI = 体重（kg）÷ 身高（m）^{2}，是成人和儿童青少年的首选体型评估工具。

成人标准：BMI≥24kg/m^2：超重。

BMI≥28kg/m^2：肥胖。

儿童标准：儿童是不断生长发育过程中的特殊人群，BMI 随年龄、性别而变化，也有种族差异，目前尚无国际统一的儿童超重和肥胖的 BMI 诊断标准。

（1）百分位 BMI 界值点

BMI≥同性别、同年龄儿童的第 85 百分位（P_{85}）：超重。

BMI≥同性别、同年龄儿童的第 95 百分位（P_{95}）：肥胖。

（2）标准差 BMI 界值点

BMI≥同性别、同年龄儿童的中位数 + 1 个标准差（1SD）：超重。

BMI≥同性别、同年龄儿童的中位数 + 2 个标准差（2SD）：肥胖。

BMI≥同性别、同年龄儿童的中位数＋3 个标准差（3SD）：重度肥胖。

目前我国 7 岁以下儿童超重肥胖的 BMI 界值点可参考 WS/T 423—2022《7 岁以下儿童生长标准》（见表 1-1）。7～18 岁儿童青少年超重肥胖的 BMI 界值点可参考 WS/T 586—2018《学龄儿童青少年超重与肥胖筛查》（见表 1-2）。

表 1-1　7 岁以下儿童超重与肥胖的 BMI 筛查值

单位：kg/m^2

年龄	男童 BMI		女童 BMI	
	超重	肥胖	超重	肥胖
0 月	14.4	15.7	14.2	15.4
1 月	16.4	17.7	15.9	17.3
2 月	18.1	19.7	17.5	19.1
3 月	19.0	20.8	18.3	20.0
4 月	19.4	21.2	18.6	20.5
5 月	19.5	21.4	18.8	20.7
6 月	19.5	21.4	18.9	20.8
7 月	19.4	21.3	18.9	20.7
8 月	19.3	21.1	18.8	20.6
9 月	19.1	20.9	18.6	20.4
10 月	19.0	20.7	18.4	20.2
11 月	18.8	20.5	18.3	20.0
1 岁	18.6	20.3	18.1	19.8
1 岁 1 月	18.4	20.1	17.9	19.6
1 岁 2 月	18.3	19.9	17.8	19.4

续表

年龄	男童 BMI		女童 BMI	
	超重	肥胖	超重	肥胖
1 岁 3 月	18.1	19.7	17.6	19.2
1 岁 4 月	18.0	19.6	17.5	19.1
1 岁 5 月	17.8	19.4	17.4	18.9
1 岁 6 月	17.7	19.3	17.3	18.8
1 岁 7 月	17.6	19.2	17.2	18.7
1 岁 8 月	17.5	19.1	17.1	18.6
1 岁 9 月	17.4	19.0	17.0	18.5
1 岁 10 月	17.3	18.9	16.9	18.4
1 岁 11 月	17.2	18.8	16.8	18.3
2 岁	17.4	19.0	17.0	18.6
2 岁 3 月	17.2	18.8	16.9	18.4
2 岁 6 月	17.0	18.6	16.7	18.2
2 岁 9 月	16.9	18.4	16.6	18.1
3 岁	16.8	18.3	16.5	18.1
3 岁 3 月	16.7	18.2	16.5	18.0
3 岁 6 月	16.6	18.1	16.5	18.0
3 岁 9 月	16.6	18.1	16.4	18.0
4 岁	16.6	18.1	16.4	18.0
4 岁 3 月	16.6	18.2	16.4	18.0
4 岁 6 月	16.6	18.2	16.4	18.1
4 岁 9 月	16.6	18.3	16.4	18.1
5 岁	16.7	18.4	16.4	18.2

续表

年龄	男童 BMI		女童 BMI	
	超重	肥胖	超重	肥胖
5 岁 3 月	16.7	18.6	16.4	18.3
5 岁 6 月	16.8	18.7	16.5	18.4
5 岁 9 月	16.9	18.9	16.5	18.4
6 岁	17.0	19.1	16.6	18.5
6 岁 3 月	17.1	19.3	16.6	18.6
6 岁 6 月	17.2	19.5	16.6	18.7
6 岁 9 月	17.2	19.7	16.7	18.8

注：年龄为整月或整岁。

数据来源：WS/T 423—2022《7 岁以下儿童生长标准》。

表 1-2 7～18 岁儿童青少年超重与肥胖筛查 BMI 界值点

单位：kg/m^2

年龄 / 岁	男生 BMI		女生 BMI	
	超重	肥胖	超重	肥胖
7.0～	17.0	18.7	16.8	18.5
7.5～	17.4	19.2	17.2	19.0
8.0～	17.8	19.7	17.6	19.4
8.5～	18.1	20.3	18.1	19.9
9.0～	18.5	20.8	18.5	20.4
9.5～	18.9	21.4	19.0	21.0
10.0～	19.2	21.9	19.5	21.5
10.5～	19.6	22.5	20.0	22.1
11.0～	19.9	23.0	20.5	22.7

续表

年龄/岁	男生 BMI		女生 BMI	
	超重	肥胖	超重	肥胖
11.5～	20.3	23.6	21.1	23.3
12.0～	20.7	24.1	21.5	23.9
12.5～	21.0	24.7	21.9	24.5
13.0～	21.4	25.2	22.2	25.0
13.5～	21.9	25.7	22.6	25.6
14.0～	22.3	26.1	22.8	25.9
14.5～	22.6	26.4	23.0	26.3
15.0～	22.9	26.6	23.2	26.6
15.5～	23.1	26.9	23.4	26.9
16.0～	23.3	27.1	23.6	27.1
16.5～	23.5	27.4	23.7	27.4
17.0～	23.7	27.6	23.8	27.6
17.5～	23.8	27.8	23.9	27.8
18.0～	24.0	28.0	24.0	28.0

注：年龄为整岁。

数据来源：WS/T 586—2018《学龄儿童青少年超重与肥胖筛查》。

2. 身长/身高别体重——婴幼儿的专属体型标尺

以同性别、同身高儿童的体重作为参考标准，多用于婴幼儿的营养状况评价。我国 WS/T 423—2022《7 岁以下儿童生长标准》给出了 7 岁以下儿童身高别体重对超重肥胖的判断方法（见表 1-3）。

表 1-3　7 岁以下儿童超重与肥胖的身高别体重判断方法

标准差法	身长 / 身高别体重
≥+3 SD	重度肥胖
+2 SD≤・< +3 SD	肥胖
+1 SD≤・< +2 SD	超重

注：SD 为标准差。

数据来源：WS/T 423—2022《7 岁以下儿童生长标准》。

3. 腰围——揪出腹型肥胖的内脏脂肪标尺

根据脂肪分布部位不同，肥胖可分为腹型肥胖和周围型肥胖。腹型肥胖，脂肪堆积在腹部内脏周围，腰围会明显增加。

判断标准（见表 1-4）：

腰围≥同年龄、同性别儿童的 P_{75}：正常腰围高值。

腰围≥同年龄、同性别儿童的 P_{90}：腹型肥胖。

表 1-4　7～18 岁儿童青少年 P_{75} 和 P_{90} 腰围值

单位：cm

年龄 / 岁	男生		女生	
	P_{75}	P_{90}	P_{75}	P_{90}
7～	58.4	63.6	55.8	60.2
8～	60.8	66.8	57.6	62.5
9～	63.4	70.0	59.8	65.1
10～	65.9	73.1	62.2	67.8
11～	68.1	75.6	64.6	70.4
12～	69.8	77.4	66.8	72.6
13～	71.3	78.6	68.5	74.0
14～	72.6	79.6	69.6	74.9

续表

年龄 / 岁	男生		女生	
	P_{75}	P_{90}	P_{75}	P_{90}
15～	73.8	80.5	70.4	75.5
16～	74.8	81.3	70.9	75.8
17～	75.7	82.1	71.2	76.0
18	76.8	83.0	71.3	76.1

注：年龄为整岁。

数据来源：WS/T 611—2018《7 岁～18 岁儿童青少年高腰围筛查界值》。

总之，判断儿童超重或肥胖，需要综合考虑其年龄、性别、身高、体重以及腰围等多个因素。家长们应定期带孩子体检，关注孩子的生长发育及营养状况，发现问题及时就医，为孩子的健康成长保驾护航。

（史晓燕）

（五）是结实还是胖——人体成分来揭秘

孩子“肉嘟嘟的”到底是结实还是胖呢？结实和胖在人体成分上有着本质的区别。结实的孩子的体重可能不轻但身材紧实，脂肪量适中，力量和灵活性较好。胖孩子的身体摸起来是软绵绵的，还常伴有运动能力不足和代谢异常。

虽然我们有“BMI、身长 / 身高别体重、腰围”这三把标尺用于筛查孩子是否肥胖，但这些方法仍不能真实反映孩子体脂含量。人体成分分析技术，更像一台身体扫描仪，能区分身体的不同成分，让“结实”和“肥胖”无所遁形！

目前最常用的人体成分分析仪是通过生物电阻抗法，让微弱电流穿过身体，根据不同人体组织（脂肪导电差、肌肉导电好）的电阻差异，检测身体水分、肌肉、脂肪、骨骼矿物质含量等，从而推断出人体的肥胖程度、营养状态、基础代谢率。研究显示，体脂率分析要比 BMI 更能预测肥胖、血脂异常和脂肪肝的风险。

【案例一】

小明（化名）BMI 超标，本以为是肥胖，经过人体成分分析，发现小明是“结实”不是“胖”，他的肌肉量高、体脂率正常——爱运动的“小壮士”代表！（见图 1-1）

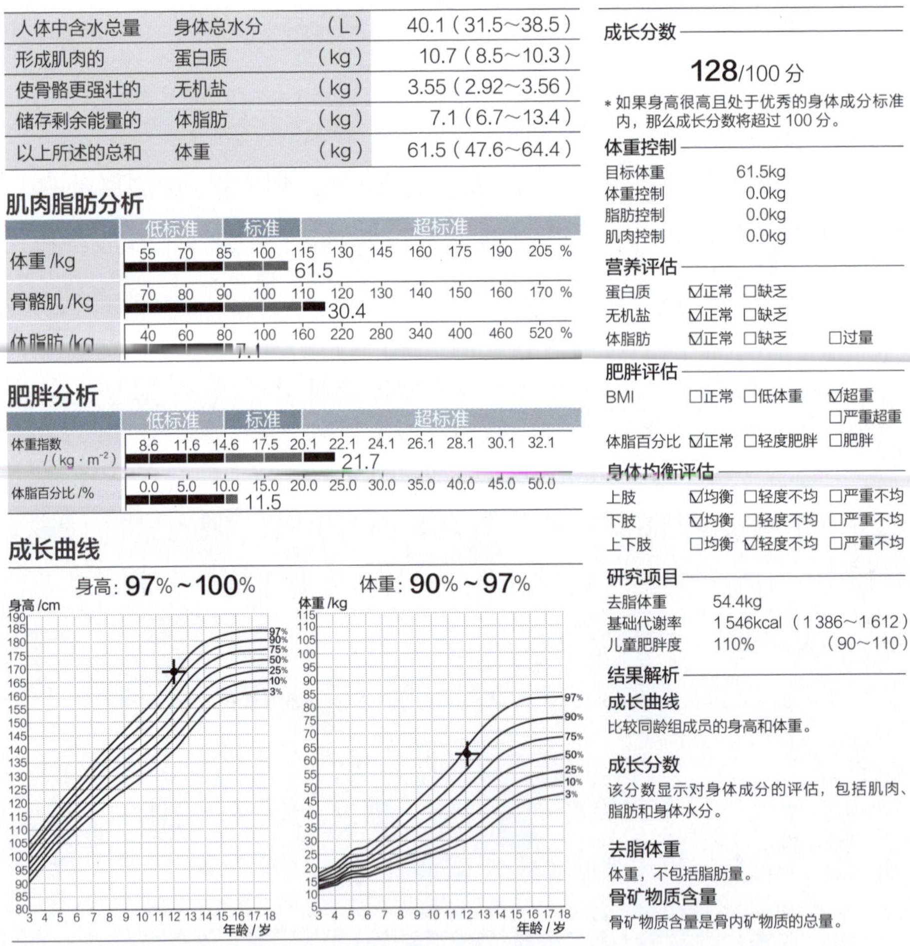

人体中含水总量	身体总水分	（L）	40.1（31.5～38.5）
形成肌肉的	蛋白质	（kg）	10.7（8.5～10.3）
使骨骼更强壮的	无机盐	（kg）	3.55（2.92～3.56）
储存剩余能量的	体脂肪	（kg）	7.1（6.7～13.4）
以上所述的总和	体重	（kg）	61.5（47.6～64.4）

肌肉脂肪分析（低标准 / 标准 / 超标准）

	%	结果
体重 /kg	55 70 85 100 115 130 145 160 175 190 205	61.5
骨骼肌 /kg	70 80 90 100 110 120 130 140 150 160 170	30.4
体脂肪 /kg	40 60 80 100 160 220 280 340 400 460 520	7.1

肥胖分析（低标准 / 标准 / 超标准）

		结果
体重指数 /（kg·m^{-2}）	8.6 11.6 14.6 17.5 20.1 22.1 24.1 26.1 28.1 30.1 32.1	21.7
体脂百分比 /%	0.0 5.0 10.0 15.0 20.0 25.0 30.0 35.0 40.0 45.0 50.0	11.5

成长曲线

身高：97%～100%　体重：90%～97%

成长分数

128/100 分

＊如果身高很高且处于优秀的身体成分标准内，那么成长分数将超过 100 分。

体重控制

目标体重 61.5kg
体重控制 0.0kg
脂肪控制 0.0kg
肌肉控制 0.0kg

营养评估

蛋白质 ☑正常 □缺乏
无机盐 ☑正常 □缺乏
体脂肪 ☑正常 □缺乏 □过量

肥胖评估

BMI □正常 □低体重 ☑超重 □严重超重
体脂百分比 ☑正常 □轻度肥胖 □肥胖

身体均衡评估

上肢 ☑均衡 □轻度不均 □严重不均
下肢 ☑均衡 □轻度不均 □严重不均
上下肢 □均衡 ☑轻度不均 □严重不均

研究项目

去脂体重 54.4kg
基础代谢率 1 546kcal（1 386～1 612）
儿童肥胖度 110%（90～110）

结果解析

成长曲线
比较同龄组成员的身高和体重。

成长分数
该分数显示对身体成分的评估，包括肌肉、脂肪和身体水分。

去脂体重
体重，不包括脂肪量。

骨矿物质含量
骨矿物质含量是骨内矿物质的总量。

图 1-1　BMI 超标但体脂率正常的非肥胖体成分报告

（来源：苏州大学附属儿童医院儿童健康管理中心体检数据）

【案例二】

小红（化名）BMI 正常，本以为不胖，但人体成分分析发现，小红虽然体重正常，但体脂率超标，肌肉含量不足——“隐形小胖墩”代表！（见图 1-2）

孩子就像成长中的树苗，需要定期修剪枝叶才能长得更高更壮，人体成分分析就像一本身体成分说明书，可以让我们及时了解

人体中含水总量	身体总水分	（L）	13.4（13.5～16.5）
形成肌肉的	蛋白质	（kg）	3.5（3.6～4.4）
使骨骼更强壮的	无机盐	（kg）	1.52（1.24～1.52）
储存剩余能量的	体脂肪	（kg）	6.4（2.9～5.8）
以上所述的总和	体重	（kg）	24.8（20.3～27.5）

肌肉脂肪分析

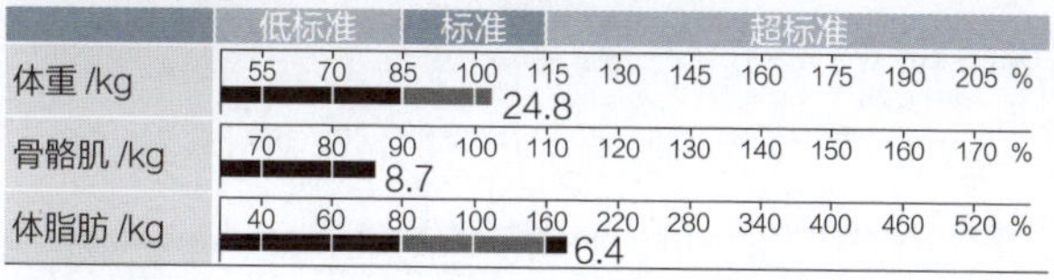

肥胖分析

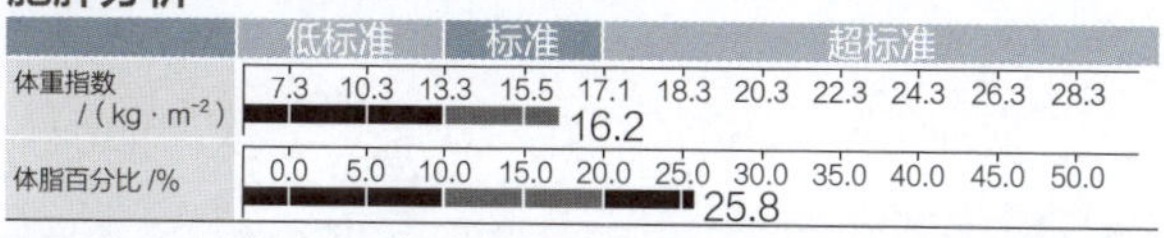

成长曲线

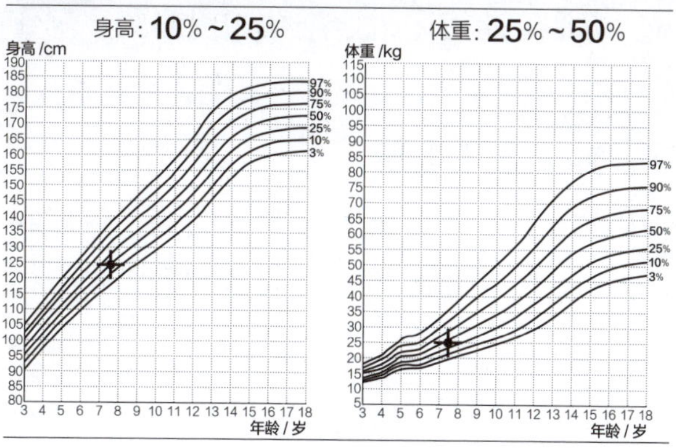

成长分数

89/100 分

* 如果身高很高且处于优秀的身体成分标准内，那么成长分数将超过 100 分。

体重控制

目标体重	24.0kg
体重控制	-0.8kg
脂肪控制	-2.8kg
肌肉控制	+2.0kg

营养评估

蛋白质	□正常	☑缺乏	
无机盐	☑正常	□缺乏	
体脂肪	□正常	□缺乏	☑过量

肥胖评估

BMI	☑正常	□低体重	□超重 □严重超重
体脂百分比	□正常	□轻度肥胖	☑肥胖

身体均衡评估

上肢	☑均衡	□轻度不均	□严重不均
下肢	☑均衡	□轻度不均	□严重不均
上下肢	☑均衡	□轻度不均	□严重不均

研究项目

去脂体重	18.4kg	
基础代谢率	767kcal	（780～871）
儿童肥胖度	104%	（90～110）

结果解析

成长曲线

比较同龄组成员的身高和体重。

成长分数

该分数显示对身体成分的评估，包括肌肉、脂肪和身体水分。

去脂体重

体重，不包括脂肪量。

骨矿物质含量

骨矿物质含量是骨内矿物质的总量。

图 1-2　BMI 正常但体脂率超标的隐形肥胖体成分报告

（来源：苏州大学附属儿童医院儿童健康管理中心体检数据）

肌肉、脂肪的比例和增长速度，知道哪里该“加油”，哪里该“刹车”，揪出隐形营养不良，真正做到结实而不胖！

（史晓燕）

二、认识肥胖的不同类型

（一）吃出来的肥胖 vs 疾病“送”的肥胖——单纯性肥胖和继发性肥胖

根据肥胖的原因不同，儿童肥胖可分为单纯性肥胖和继发性肥胖。它们的区别就像“自己长胖”和“被迫长胖”，在原因、表现、治疗等方面存在显著差异。

1. 原因不同——生活习惯 vs 疾病信号

（1）单纯性肥胖（又称为原发性肥胖）：占儿童肥胖的 90% 以上，是吃得多、动得少、遗传助攻和致肥环境的“四合一产物”，属于“吃出来的肥”。

（2）继发性肥胖：在儿童肥胖中占比不足 10%，是疾病或药物导致的“被动发胖”，比如甲状腺功能减退、库欣综合征、下丘脑损伤、遗传代谢性疾病，或是长期使用激素类药物引起的“副作用型肥胖”。

2. 表现不同——家庭自查 vs 医学检查

（1）单纯性肥胖：除了体重超标外，单纯性肥胖的孩子一般在智力、发育和各个器官系统的结构、功能上没有明显异常表现。但长期肥胖也会导致一些代谢异常和慢性疾病的风险增加。单纯性肥胖在家就可以初步判断。

（2）继发性肥胖：除了肥胖以外，往往伴有原发疾病的特征性表现。例如：库欣综合征会有满月脸、水牛背、高血压的体征；小胖威利综合征在婴儿早期有喂养困难表现，随年龄增长出现典型面容（杏仁眼）及肥胖体型，无法控制的食欲亢进，同时伴身材矮小、智力落后等问题。继发性肥胖需要完善相应的医学检查才能确诊。

3. 治疗不同——生活方式 vs 根治疾病

（1）单纯性肥胖：主要通过调整饮食结构和增加体力活动来改善，需要全家总动员，帮助孩子建立健康的生活方式。早期干预可控制，但若不改变致肥环境，那么70%～80%的“小胖墩”会把脂肪“打包”到成年，增加慢性代谢性疾病的发生风险。

（2）继发性肥胖：需要及时治疗原发病，在此基础上，再结合饮食和运动疗法辅助干预，针对病因精准治疗体重可能“自动缩水”，但若延误诊治，可能引起器官损伤。

总之，单纯性肥胖是“生活方式病”，继发性肥胖是“疾病信号灯”。科学鉴别、精准应对，才能帮助孩子甩掉脂肪，收获健康。

（史晓燕）

（二）苹果形身材 vs 梨形身材——向心性肥胖和周围型肥胖

根据脂肪分布的不同，肥胖还可以分为向心性肥胖（又称为腹型肥胖或内脏型肥胖）和周围型肥胖（又称为匀称性肥胖）。

1. 脂肪分布——苹果形身材 vs 梨形身材

（1）向心性肥胖：脂肪主要蓄积在腹部，包括腹部皮下脂肪、内脏周围，这种肥胖类型在腹部形成明显的“啤酒肚”，通常称为“苹果形”身材。儿童肥胖以向心性肥胖居多。

（2）周围型肥胖：脂肪在体内匀称分布，臀部脂肪堆积明显多于腹部，形成“梨形”身材。

2. 健康风险——内脏危机 vs 全身负重

（1）向心性肥胖：与多种慢性病的发生密切相关，如心血管疾病、2 型糖尿病，以及代谢异常型脂肪肝等。这是因为腹部脂肪特别是内脏脂肪，会分泌多种炎症因子和促炎细胞因子，导致全身慢性低度炎症，增加各种代谢性疾病风险。

（2）周围型肥胖：相对向心性肥胖来说，其健康风险较低。但长期的周围型肥胖也会导致代谢异常，影响身体健康。

3. 干预措施——精准干预 vs 温和调整

（1）向心性肥胖：由于和多种慢性病的发病风险相关，干预措施需要更加积极和全面。除了饮食控制和增加体力活动外，还需针对相应的慢性病进行治疗。

（2）周围型肥胖：主要通过生活方式来改善，比如均衡饮食、适量运动、充足睡眠等。

总之，向心性肥胖是“内脏的警钟”，周围型肥胖是“全身的负担”。无论哪种肥胖，预防都是关键。家长应从小培养孩子健康的生活方式，同时关注孩子的心理健康，避免过度压力和不良情绪导致的肥胖。

（史晓燕）

（三）隐形“炸弹”vs 代谢“警报”——代谢健康型肥胖和代谢异常型肥胖

肥胖不仅关乎儿童外貌，更为关键的是，肥胖极有可能引发一系列代谢异常和慢性疾病。根据是否伴随代谢异常，可将肥胖分为代谢健康型肥胖（metabolically healthy obesity，MHO）和代谢异常型肥胖（metabolically unhealthy obesity，MUO）。

1. 健康风险——暂时安全 vs 暗藏危机

（1）MHO：虽然BMI达到肥胖标准，但血压、血脂、血糖都在正常范围内。MHO儿童在代谢指标上暂时安全，但若放任不管，5年内也有40%会转变成代谢异常型。

（2）MUO：不仅BMI超标，还至少伴有一项代谢异常，如高血压、高血糖、高血脂等。在我国约有30%的肥胖儿童属于MUO，这类孩子成年后患糖尿病、冠心病的风险是健康孩子的3倍。

2. 干预措施——温柔预警 vs 全面出击

（1）MHO：对于MHO儿童，关键的干预措施是预防其转变为MUO。这需要从调整饮食结构、增加体力活动及改善生活习惯等方面入手。

（2）MUO：对于MUO儿童，除了上述干预措施外，还需要针对具体的代谢异常进行治疗。例如，对于糖尿病儿童，可能需要使用降糖药物或胰岛素。部分MUO儿童合并多项代谢异常或减重困难的还需要多学科诊疗。

《中国儿童代谢健康型肥胖定义与筛查专家共识》推荐，应对所有儿童青少年进行生长发育监测，最大程度上保证儿童合理的生长速度。不同年龄段的儿童采用不同的筛查策略，发现异常及时转诊就医：

2岁以下：由保健医生定期监测体格生长情况；

2～6岁：重点关注孩子有无智力落后、先天畸形、生长发育迟缓、头疼、视野缺损、黑棘皮、紫纹等情况；

6～10岁：除了关注2～6岁时的筛查要点，还要留意孩子有无矮小、后发际低、颈蹼、第二性征发育异常等表现；

10岁以上：胖娃每年筛查“代谢三件套”（血糖、血脂、血压）。

了解肥胖的代谢分型有助于家长和医生更好地识别和管理儿童肥胖问题。MHO 儿童，应重点预防其转变为 MUO；MUO 儿童，则需要综合施策，在控制体重增长的同时积极治疗代谢异常。

（史晓燕）

第二章　儿童肥胖的原因

一、肥胖的遗传密码

（一）基因里的体重开关——肥胖会遗传吗

为什么有些人怎么吃都不胖，有些人却喝水都会增重？这个困扰无数人的问题，答案可能就藏在基因里。研究发现，父母双方都肥胖，子女肥胖的概率高达 80%，如果父母中有一方肥胖，子女肥胖的概率约为 40%。

科学家们已经发现了超过 400 个与肥胖相关的基因位点，大致可分为三大类：食欲调控基因、能量代谢基因和脂肪储存基因。

食欲调控基因就像身体的“饥饿感应器”，最有代表性的是 *FTO* 基因。携带 *FTO* 基因高风险变异的孩子，发生肥胖的概率比普通孩子高出 1.67 倍，他们对高能量食物特别敏感，当看到油炸食品时，大脑奖赏中枢的活动比普通人更强烈。就像打开了食欲的“潘多拉魔盒”，吃一口之后根本停不下来。

能量代谢基因，决定了身体消耗能量的效率，典型代表是 *PPARG* 基因和 *UCP1* 基因。有些人运动后燃脂效率特别高，就要归功于 *PPARGC1A* 基因的积极表达。而携带 *ADRB2* 基因变异的人，运动后的能量消耗可能只有常人的一半，真是“运动了个寂寞”。

脂肪储存基因，它们决定了脂肪在体内的分布方式，如 *ADIPOQ* 基因和 *LEP* 基因是这一类的关键基因。

但肥胖从来不是基因单方面作用的结果，而是与环境“联手作案”的产物。比如睡眠不足会激活一系列肥胖基因的表达，打乱瘦素和胃饥饿素的平衡，让人感到饥饿，同时降低基础代谢率。相反，通过积极环境干预，能够显著降低肥胖基因带来的风险，甚至改变基因表达。一项研究追踪了 600 名携带 *FTO* 基因高风险变异的儿童，经过两年的饮食和运动管理，这些孩子的肥胖风险降低了 67%。

因此，即使携带肥胖基因，我们也可以通过科学干预“逆天改命”。值得注意的是，肥胖发生年龄越小、越严重，遗传因素导致的可能性就越大。建议对极早肥胖（5 岁前）、有遗传性肥胖综合征临床特征，或有极端肥胖家族史的孩子进行遗传检测，以排除肥胖相关遗传性疾病。

（毛广惠　史晓燕）

（二）早期营养“编程”——生命之初的肥胖伏笔

你听说过“早期营养程序化”吗？生命早期（尤其是从受孕到 2 岁的生命最初 1 000 天）的营养状况，会在基因表达、细胞功能和器官发育等方面留下持久的印记，对个体的生长发育、代谢功能和长期健康产生深远的影响。这种影响类似于“编程”，还可以通过表观遗传机制（如 DNA 甲基化、组蛋白修饰）影响基因表达，这些修饰可能长期甚至跨代传递。

哪些因素可能导致肥胖程序启动呢？妈妈的营养和健康状况是重要的影响因素。孕期摄入过多高能量、高糖或高脂肪食物，导致胎儿脂肪细胞数量增加，从而编程出生后易胖的代谢模式。孕期若营养不良则会促使胎儿启动“节能模式”，降低代谢率，同样也会增加成年后肥胖和患代谢性疾病的风险。妈妈的一些慢性疾病，如糖尿病、高血压、甲状腺功能异常等，也可能影响胎儿的营养供应和代谢发育。此外，孕期接触的不良环境毒素（如烟草、酒精、重金属或某些化学物质）可能干扰胎儿的代谢编程。如孕妇长期处于紧张状态，会导致皮质醇升高，影响胎儿的代谢。

喂养方式也会影响肥胖程序启动。配方奶喂养通常比母乳喂养的婴儿更容易胖。早期过度喂养可能导致婴儿脂肪细胞数量增加，为未来肥胖埋下隐患。早期喂养不当导致婴儿期营养不良，也会影响器官发育和代谢功能，增加成年后代谢性疾病的风险。

“早期营养程序化”是一个复杂的过程，受母体营养、健康状况、喂养方式、环境因素、遗传背景等多方面的影响。理解这些因素有助于我们采取针对性措施，优化生命早期的营养环境，为终身的健康奠定基础。

（毛广惠　史晓燕）

（三）家庭致肥环境——肥胖如何代代相传

如果家是一个温馨的小星球，那么家庭饮食和生活习惯就是星球上的空气和土壤。星球的环境适宜，孩子就能茁壮成长；但如果环境出了问题，就可能孕育出肥胖这样的“不速之客”。

高能量的家庭餐桌是孩子肥胖的“培养皿”。如红烧、糖醋、油焖等烹调方式下的菜肴虽然美味，但是能量很高。各类膨化食品、含糖饮料、糖果蜜饯、薯条、糕点、冰淇淋等，都会让孩子一不小心就吃成“小胖墩”。此外，还有些看似健康，实际能量爆表的食品，如乳酸菌饮料（替代酸奶）、果蔬脆片（替代新鲜蔬菜），也会让孩子在无形中摄入过多能量。

现代家庭的静态生活方式是孩子肥胖的“温床”。父母爱宅家刷手机、看电视，孩子自然也会不爱运动，形成“树懒式”的生活方式。家长的作息习惯也在潜移默化中影响孩子，爱熬夜的父母，其子女更容易形成晚睡的习惯。晚睡及睡眠不足进一步导致体内的瘦素分泌减少，饥饿素上升，孩子睡前忍不住吃东西，使肥胖的风险显著增加。

家庭情感互动的方式也深刻影响着孩子的代谢模式，压力性进食是其中一个典型表现。比如家长因为孩子学习成绩退步进行指责，孩子就可能会通过进食来缓解内心的不良情绪。倘若下次成绩进步了，家长通过美食来进行奖励，一高兴就会忘记控制能量。

要改变这样的家庭环境，我们需要从饮食、运动、情绪管理等多方面入手，创造一个健康、积极、充满活力的家庭氛围。当健康成为流淌在生活细节中的本能，肥胖自然无处扎根。

（毛广惠　史晓燕）

二、肥胖的生活方式

（一）吃出来的圆滚滚——肥胖的饮食模式

在“吃货”盛行的当下，美食的诱惑如影随形，给予我们味蕾极致的愉悦。然而，这份快乐背后常伴随着一个令人无奈的“副作用”——体重的增加。接下来，让我们深入剖析那些让人欲罢不能却又悄然致胖的饮食模式吧。

首先，“夜宵小王子 / 小公主”模式不容忽视。夜晚，当城市归于宁静，我们的胃却似乎开始“苏醒”。炸鸡、泡面、烧烤等深夜美食，如同午夜时分的“甜蜜陷阱”，让我们在放松警惕时一次次“加餐”，身体日渐圆滚。

“零食不停歇”模式也是罪魁祸首。快节奏的生活中，无论是休闲时光还是课间间隙，总爱找点零食来满足口腹之欲。薯片、巧克力、坚果等小巧便携却能量惊人的零食，成了我们随时随地慰藉心灵的选择。这些看似无害的小零食，却如同陷阱，让我们一步步陷入“圆润”的困境。

“无糖也甜”模式。随着健康意识的增强，无糖饮料或食品备受青睐。但人工甜味剂虽不直接提供糖分，却可能激发更强烈的食欲。在“零能量”的幻觉中，我们越吃越多，体重逐步上升，可谓“得不偿失”。

“大胃王挑战”模式同样值得警惕。在网络上一些文化的影响下，看着屏幕里的人们大口吃喝，我们常产生跃跃欲试的冲动。这种看似豪爽的饮食方式，实则是对胃的极大考验，短暂的满足感之后，往往是体重的增加作为代价。

吃既是一门艺术，也是一门科学。要避免“吃出来的圆滚滚”，关键在于学会控制食欲，智慧选择并适量而行。在美食遍地的时代，我们应做一个既懂得享受美食又懂得保持健康的智者。减少夜宵的摄入，避免深夜的“甜蜜陷阱”；控制零食的摄入量，选择更健康、低能量的替代品；对于无糖食品，也要理性看待，避免陷入“零能量”的幻觉；避免盲目跟风“大胃王挑战”，保持合理的饮食习惯。

健康才是最美的风景线。让我们在享受美食的同时，也注重身体的健康与美丽。

（李萍）

（二）屏幕前的“小胖墩”——现代生活方式的利与弊

在数字化浪潮的席卷下，线上学习、手机外卖等新型生活方式悄然兴起，儿童青少年的屏幕暴露时间也随之不断延长。从传统的电视屏幕到如今的移动电子设备，屏幕形式与内容的多样化，既为孩子们打开了认知世界的新窗口，也悄然埋下了超重肥胖的健康隐患。

1. 视屏时间——从便捷到肥胖的隐形推手

屏幕暴露，尤其是过长的视屏时间，已成为影响儿童青少年体重管理的重要因素。研究显示，视屏时间与肥胖指标之间存在显著的正相关关系。长时间沉浸在屏幕前的孩子们，往往减少了体力活动，增加了久坐不动的机会，这不仅减缓了新陈代谢，还促进了脂肪的堆积。更令人担忧的是，屏幕暴露还悄然改变着孩子们的饮食习惯。边看电视边吃饭，已成为不少家庭的常态，这种习惯却让孩子们更频繁地摄入高脂肪、高糖食物，而蔬菜水果的摄入量却大打折扣。此外，许多孩子在看电视、玩电脑时，总爱随手抓些零食解馋，软饮料、果汁等含糖饮品也成了他们的“常客”。这些不健康的饮食习惯，无疑进一步加剧了超重肥胖的风险。

2. 外卖便捷——从自己动手到一键下单的肥胖陷阱

外卖亦成为现代生活不可或缺的一部分，它便捷高效，省去了很多麻烦和时间成本。然而，高能量、重油重盐的外卖食品，加上无法控制的食欲，让人陷入越吃越胖的恶性循环。外卖便捷带来的饮食结构失衡，同样是身体健康的隐形杀手。

3. 交通方式——从步行到代步的高效与懒惰

曾几何时，步行是主要的出行方式。但如今，网约车等新型交通方式越来越便捷高效。这种便捷也让身体变得越来越懒惰，原本应被消耗的能量无处可去，肥胖问题悄然而至。

屏幕前的“小胖墩”现象是现代生活方式利与弊的缩影。关键在于我们要学会合理安排时间、保持适量运动、选择健康饮食，让现代生活方式成为我们健康生活的助力而非阻力。

（李萍）

（三）能量失衡是如何让脂肪堆积起来的

在我们的身体里，脂肪并非一无是处，它如同一个能量储备库，能在关键时刻为身体提供生存保障。然而，当这个储备库过度充实，过多的脂肪堆积便可能引发一系列健康问题。那么，脂肪是如何在我们的身体里堆积起来的呢？这背后，能量摄入与消耗之间的不平衡扮演着至关重要的角色。

首先，摄入的能量在经过消化和吸收后，会根据身体的代谢情况被转化为能量或储存为脂肪。这个过程涉及多个步骤，宛如一场精密的生物化学“魔术”。食物中的碳水化合物、蛋白质和脂肪被分解成更小的分子，如葡萄糖、氨基酸和脂肪酸，然后这些分子被吸收进入血液。在细胞内，它们被进一步代谢，用于产生能量或合成其他物质。

当摄入的能量超过了身体的能量需求，事情就变得有趣了。这些多余的能量并不会凭空消失，而是会转化为脂肪，储存在脂肪细胞内。这个过程就像是一个“能量银行”，当收入（摄入的能量）超过了支出（消耗的能量），多余的“存款”就会被存入“脂肪账户”。

脂肪堆积的过程并非一蹴而就，它受到多种因素的影响，包括个人的新陈代谢率、活动水平、饮食结构以及内分泌水平等。每个人的身体都是一台独特的“能量转化机”，有的转化效率高，有的则相对较低。这就是为什么有些人即使吃得再多，也不容易发胖，而有些人则稍微多吃一点，就会像“吹气球”般迅速膨胀起来。

此外，脂肪的分布也并非均匀。由于遗传和激素水平的影响，脂肪更容易在腹部区域堆积。特别是对于女性来说，雌激素会促进脂肪在臀部和腹部的存储，这是身体为生育做准备的自然机制。而对于男性，睾酮水平较高时，脂肪更容易堆积在腹部。

能量失衡是导致脂肪堆积的幕后黑手。要想远离肥胖的困扰，我们就需要保持能量摄入与消耗之间的平衡。通过调整饮食结构、加强健身锻炼以及保证充足的睡眠和规律的作息，我们可以有效地控制脂肪的堆积，拥有一个健康、苗条的身材。

（李萍）

（四）节假日的“增重记”

“每逢佳节胖三斤”这句俗语生动描绘了节假日后人们体重增加的普遍现象。春节、中秋、国庆等传统节假日，本是家人团聚、欢庆的时刻，却也常伴随着体重的悄然上升，仿佛节日的欢乐与美食共同编织了一张无形的“增重网”。

节假日，作为文化传承与家庭情感的纽带，每道特色美食都承载着深厚的意义。春节的饺子、中秋的月饼、国庆的家宴，不仅是对家人的思念，也是对节日的庆祝。然而，这些美食背后往往隐藏着高能量、高脂肪的“陷阱”。在节日的欢愉中，人们容易放松对饮食的警惕，享受美食的同时，不经意间摄入了过多的能量。

节假日体重增加的原因并不复杂。首先，节日饮食丰盛，大鱼大肉、油炸食品、甜点零食琳琅满目，这些高能量食物在满足味蕾享受的同时，也大幅提升了能量摄入。同时，节日期间人们运动量减少，聚会、观影、游戏成为主要消遣，导致摄入的能量无法及时消耗，转化为脂肪堆积。

其次，节假日作息不规律也是体重增加的元凶之一。熬夜、赖床、三餐不定时等不良习惯打乱身体代谢节奏，尤其是熬夜会降低代谢率，使能量更难消耗。赖床可能导致早餐不规律或过量午餐，形成恶性循环。

然而，节假日“增重”并非不可避免。关键在于保持健康的生活习惯。合理规划饮食，减少高能量食物，增加蔬菜、水果等富含纤维的食品，既能增加饱腹感，又能控制总能量摄入。同时，保持适量运动，如散步、练瑜伽、跳绳等，有助于消耗多余能量，保持身体活力。此外，良好的作息习惯，如早睡早起、保证充足睡眠，有助于调节身体代谢，减少脂肪堆积。

节假日，我们在享受美食的同时，也要关爱自己的身体。打破“每逢佳节胖三斤”的魔咒，用健康的生活方式迎接每个节日。健康是最宝贵的财富，快乐源自内心的满足与平衡，而非体重秤上的数字。以轻松幽默的心态面对节假日的“增重挑战”，让健康与快乐同行。在欢声笑语中，享受美食，保持健康，让每一个节假日都成为美好回忆，而非体重负担。

（李萍）

三、肥胖的更多幕后黑手

（一）情绪的重量——心理因素如何导致肥胖

饮食过量与运动不足常被视为肥胖显而易见的原因，但肥胖背后隐藏的复杂心理因素同样不容忽视，它们如无形的枷锁，对体重有着深远的影响。

潜意识中的安全感缺失是肥胖的一个重要心理诱因。面对生活的不确定性和压力，很多人倾向于通过食物寻求安慰，将食物作为获取安全感的手段，无意识中增加了食物的摄入量，导致体重上升。

社会对肥胖的负面评价和歧视，即体重污名，也是肥胖问题加剧的因素之一。这种污名化不仅给肥胖者带来身体负担，更造成巨大的心理压力。为避免外界负面评价，一些人也会选择食物作为逃避现实的途径，陷入“越怕胖越易胖”的恶性循环。

个体认知行为同样在肥胖形成中扮演关键角色。不切实际的体重期望、缺乏正确的饮食与运动知识等认知偏差，可能导致人们采取极端或不健康的减肥方式，如极端节食或过度运动，这些方法往往难以持续，最终引发体重反弹。

抑郁和焦虑情绪也是肥胖的重要推手。情绪低落或焦虑时，人们更易选择高能量、高脂肪食物寻求短暂慰藉，同时，这些情绪还可能影响睡眠质量和代谢水平，进一步加剧肥胖风险。

现代社会中，压力与应激同样对肥胖产生显著影响。工作压力、家庭压力等可能导致人体分泌过多皮质醇等应激激素，促进脂肪堆积。此外，压力还可能促使人们倾向于选择方便但不健康的食物，增加肥胖可能性。

综上所述，心理因素在肥胖形成中扮演着至关重要的角色，它们如隐形的枷锁，阻碍着人们追求健康体重。因此，在应对肥胖问题时，需全面考虑，不仅要关注饮食和运动等外在因素，更要深入挖掘并理解背后的心理因素，从而制定更加全面、有效的解决方案，帮助人们摆脱肥胖困扰，迈向健康生活。

（李萍）

（二）环境污染物对肥胖的隐形威胁

肥胖的成因复杂多样，除了遗传、生活方式和饮食习惯等传统因素外，环境污染物的隐形威胁也日益受到关注。

近年来，随着工业化进程的加速，大量化学物质被释放到环境中，包括抗菌剂（如三氯生和三氯卡班）、防腐剂（如对羟基苯甲酸酯）、防水防油剂（如 PFASs）、阻燃剂（如 OPEs）、抗生素和双酚类化合物（如双酚 A）等。这些物质在空气、水和土壤中广泛存在，人类通过饮食摄入、吸入灰尘以及使用个人护理产品等多种途径与之接触。

这些环境污染物对肥胖的潜在影响不容忽视。研究发现，它们可能干扰脂肪细胞发育的编程，影响中枢神经系统的食欲调节功能，甚至改变肠道微生物群落，从而干扰脂质代谢稳态，导致肥胖。例如，三氯生和三氯卡班的暴露与体重指数（BMI）增加和肥胖概率上升有显著关联。在中国学童中的研究表明，较高的尿三氯生和三氯卡班浓度与肥胖和超重风险相关。

对羟基苯甲酸酯作为常见的防腐剂，也被发现与肥胖风险存在关联。动物实验和体外研究表明，它通过激活特定的脂肪细胞分化因子，促进脂肪细胞的分化和脂肪积累。同样，PFASs 作为一类广泛应用的化学品，其暴露与后代超重 / 肥胖风险增加有关。产前暴露于 PFASs 的女性后代在成年后超重或肥胖的概率更高。

此外，阻燃剂 OPEs 和抗生素的暴露也与肥胖风险相关。OPEs 在动物模型中的研究表明，不同剂量和性别的动物对 OPEs 的暴露反应不同，有的体重增加，有的则减少。而抗生素的广泛使用，尤其是在医疗和农业中，也被发现与儿童肥胖风险增加有关。抗生素可能通过改变肠道菌群和代谢途径，导致体重增加和脂肪积累。

双酚类化合物，特别是双酚 A，其暴露同样与儿童和成人肥胖风险增加有关。双酚 A 通过干扰内分泌系统和脂肪细胞分化途径，促进脂肪积累，从而增加肥胖的风险。

环境污染物已成为肥胖问题的隐形推手。为了降低肥胖风险，我们也需要关注环境污染物的排放和监管，减少人类对这些有害物质的暴露，从源头上控制环境污染，保护人类健康。

（李萍）

（三）病态增重——揭秘那些让孩子增重的疾病

除了单纯性肥胖，多种疾病都有可能导致孩子体重异常增加，临床常称为病理性肥胖。了解其背后的原因，对于科学预防和治疗具有重要意义。

库欣综合征，这是一种由肾上腺皮质功能亢进引起的疾病，是导致孩子病理性肥胖的重要原因之一。当肾上腺皮质分泌过多皮质醇时，孩子可能出现满月脸、向心性肥胖、皮肤紫纹等症状。这种肥胖往往伴随着高血压、骨质疏松等并发症，对孩子的健康构成严重威胁。

甲状腺功能减退（简称“甲减”）也是导致孩子病理性肥胖的常见病因。甲状腺是人体内重要的代谢器官，分泌的甲状腺激素能够调控体内的能量代谢。当甲状腺功能减退时，代谢率降低，人体消耗的能量减少，导致体重增加。此外，甲减还可能引起水肿和食欲增加，进一步加剧肥胖问题。

生长激素缺乏症同样可能让孩子陷入肥胖的困境。生长激素具有促进蛋白质合成、抑制脂肪合成的作用。当生长激素缺乏时，其对脂肪合成的抑制作用减弱，机体更容易积累脂肪。生长激素缺乏症的孩子可能出现体脂分布异常，但并不一定会直接引起肥胖，个体差异和生活方式也会对此产生影响。

高胰岛素血症也是肥胖病的发病基础之一。当孩子体内胰岛素分泌过多时，代谢率降低，脂肪分解减少而合成增加，导致肥胖。高胰岛素血症还可能引发冠心病、心肌梗死等严重并发症。

多囊卵巢综合征是一种多见于女性的内分泌疾病，它也可能导致肥胖。多囊卵巢综合征患者常伴有稀发排卵或无排卵、雄激素增高等临床表现，以及糖脂代谢异常。这些因素相互作用，形成恶性循环，导致体重逐渐增加。

下丘脑病变也可能导致肥胖。下丘脑是内分泌系统和神经系统的交汇点，它调节着多种激素的分泌和代谢过程。当下丘脑受损时，可能干扰食欲调节和脂肪代谢，导致体重异常增加。

除此之外，一些遗传基因也会导致肥胖（见表 2-1）。

表 2-1 遗传性肥胖综合征的临床及基因型特点

疾病	表型 *OMIM* 编号	基因和定位	基因 *OMIM* 编号	临床特征
普拉德 - 威利综合征（Prader-Willi syndrome）	176270 176270	NDN（15q11.2） SNRPN（15q11.2）	602117 182279	婴儿期喂养困难而随后贪食，体重增加，身材矮小，肌张力低下，低促性腺激素性腺功能减退等
纤维性骨营养不良综合征（McCune-Albright syndrome）	103580	GNAS（21q13.32）	139320	部分身材矮小，骨骼缺陷，可伴有激素抵抗（甲状旁腺素，促甲状腺激素等）
劳 - 穆 - 比综合征（Laurence-Moon-Biedl syndrome）	245800 等	PNPLA6（19p13.2）	603197	性腺发育不良、肥胖、智力低下、视网膜色素变性，多指（趾）畸形等
巴尔得 - 别德尔综合征（Bardet-Biedl syndrome）	209900 等	BBSI（11q13.2）等	209901 等	四肢畸形（并指、短指、多指）、视网膜色素病变、性腺功能减退、肾脏畸形等
阿尔斯特伦综合征（Alstrom syndrome）	203800	ALMSI（2p13.1）	606844	视网膜色素病变、耳聋；胰岛素抵抗和糖尿病；心肌病。肺、肝肾功能障碍；性腺功能减退等
SIM1 基因变异	无	SIM1（6q16.3）	603128	贪食伴有自主神经功能障碍（以低收缩压为特征）、语言延迟、神经行为异常如自闭行为

续表

疾病	表型 *OMIM* 编号	基因和定位	基因 *OMIM* 编号	临床特征
BDNF/T-B 基因变异	617830 或 613886 无	TrkB（9q21.33） BDNF（11p14.1）	600456 113505	多动、注意力不集中、短时记忆受损、痛觉受损
TUB（胰岛素信号蛋白）基因变异	616188	TUB（11p15.4）	601197	视网膜营养不良，耳聋
MC4R（黑皮质素 4 受体）基因变异	618406	MC4R（18q21.32）	155541	贪食，线性生长加速，高胰岛素血症，血压偏低或正常
SH2B1 基因变异	无	SH2B1（16p11.2）	608937	贪食，高胰岛素血症，早期可有语言延迟，行为问题如攻击性行为
KSR2 基因变异	无	KSR2（12q24.22-q24.23）	610737	轻度贪食和基础代谢率降低，胰岛素抵抗和早发 2 型糖尿病、月经不规律等
瘦素基因变异	614962	LEP（7q32.1）	164160	极度贪食，频繁感染，低促性腺激素性腺功能减退，轻度
瘦素受体基因变异	614963	LEPR（1p31.3）	601007	甲状腺功能减退
阿黑皮素原缺乏症	609734 或 601665	POMC（2p23.3）	176830	贪食，因 ACTH 缺乏而出现肾上腺危象，胆汁淤积性黄疸，皮肤苍白
PCSK1 基因变异	600955 或 612362	PCSK1（5q15）	162150	小肠疾病、低血糖、甲状腺功能减退、ACTH 缺乏、尿崩症

数据来源：2022 中国儿童肥胖诊断评估与管理专家共识。

了解这些导致孩子病理性肥胖的疾病，能帮助我们更加科学地预防和治疗肥胖问题。家长应密切关注孩子的体重变化，一旦发现异常，应及时就医，寻求专业医生的帮助。

（李萍）

（四）药物的副作用——哪些药物会引起儿童肥胖

在众多导致儿童肥胖的因素中，药物的作用也不容忽视。

糖皮质激素是一类广泛应用于临床的药物，它们在治疗炎症、免疫性疾病和过敏反应等方面具有显著疗效。然而，长期使用糖皮质激素可能导致儿童出现肥胖问题。这类药物会干扰脂肪代谢，导致脂肪重新分布，增加腹部脂肪的积累。此外，糖皮质激素还可能影响食欲，导致孩子食欲增加，从而摄入更多能量，进一步加剧肥胖问题。

抗癫痫药物也是导致儿童肥胖的潜在因素之一。这些药物在治疗癫痫方面发挥着重要作用，但它们的副作用同样不容忽视。一些抗癫痫药物可能影响孩子的新陈代谢和食欲，导致能量消耗减少和食物摄入量增加。这种能量平衡的改变可能促使孩子体重增加，甚至发展为肥胖。

抗精神病药物，如氯氮平、奥氮平、喹硫平和利培酮等，在治疗精神疾病方面具有重要意义。然而，这些药物也可能导致儿童肥胖。它们通过调节神经递质平衡来治疗精神障碍，但这一过程可能干扰食欲中枢功能，导致代谢紊乱。例如，氯氮平可促进脂肪合成，而奥氮平则可能增加患者的食欲。喹硫平和利培酮同样存在导致体重增加的副作用，尤其是在长期使用的情况下。

值得注意的是，药物导致的儿童肥胖并非单一因素作用的结果，而是多种因素相互作用的结果。除了药物本身的作用外，孩子的遗传背景、饮食习惯、生活方式以及是否存在其他健康问题都可能影响肥胖的发生和发展。因此，在使用这些药物时，医生应充分考虑孩子的具体情况，权衡利弊，制定个性化的治疗方案。同时，家长也应密切关注孩子的体重变化，及时与医生沟通，以便调整治疗方案，减少肥胖的风险。

（李萍）

四、中医解码肥胖之谜

（一）中医辨识易胖体质

在中医眼中，肥胖不仅是体重秤上的数字，更是身体内部失衡的“信号灯”。《黄帝内经·素问》早有“肥贵人，则膏粱之疾也”的记载，认为易胖体质与脏腑失调、代谢异常密切相关。中医通过望、闻、问、切，从舌苔、体态到生活习惯，抽丝剥茧般揭示不同体质背后的健康密码。

1. 易胖体质的中医分型

（1）痰湿型：身体里的“梅雨季”。

这类体质如同体内长期阴雨绵绵，湿浊堆积。典型表现为：舌苔白厚如积雪，边缘齿痕明显，腹部松软下垂，拍打有闷响声，头面油腻，头发易出油，午后困倦如裹湿衣，大便黏腻冲不净，脚气反复发作。中医认为“脾为生痰之源”，长期嗜食冷饮甜食，损伤脾阳，水湿无法运化而成痰浊。

（2）气虚型：能量不足的“虚胖”。

看似圆润实则虚弱，特点是：肌肉松软无力，稍动辄大汗淋漓，气短懒言，爬楼梯气喘吁吁，食欲不振却易胖，喝凉水都长肉，舌淡胖有齿痕，脉象细弱如游丝。此类体质源于先天不足或过度劳累，脾气虚弱导致“气化”功能失常，代谢废物堆积成脂。

（3）胃热型：燃烧失衡的“小火炉”。

旺盛食欲与代谢失调并存：食欲亢进，尤其嗜好油炸辛辣，口干口苦，晨起有浓重口气，大便干燥如羊粪，皮肤易生痤疮，舌红苔黄厚，脉象滑数有力，过食肥甘厚味酿生胃火，食物无法有效转化为能量，反而堆积成脂。

2. 四步自测：发现体质警报。

（1）晨起看舌象

健康舌：舌淡红、苔薄白。

痰湿舌：舌体胖大，苔白厚腻。

气虚舌：舌边齿痕，舌淡无华。

胃热舌：舌红苔黄，或有裂纹。

（2）触摸腹部状态

痰湿肚：松软如棉，按压有振水声。

气虚肚：整体虚浮，肌肉弹性差。

胃热肚：上腹硬满，伴灼热感。

（3）观察排泄物

痰湿便：黏腻挂壁，气味腥臭。

气虚便：溏稀不成形，夹未消化食物。

胃热便：干结如球，排便灼肛。

（4）感受身体信号

痰湿人：午后昏沉，关节酸重。

气虚人：动则汗出，畏风怕冷。

胃热人：心烦失眠，手足心热。

3. 调理之道：从根源改善体质

（1）痰湿体质：给身体“除湿烘干”。

饮食：薏米冬瓜汤配五指毛桃，忌冷饮甜食。

运动：每天快走 40 分钟，微汗即止。

穴位：丰隆穴每日按压 3 分钟。

（2）气虚体质：为元气“充电续航”。

饮食：黄芪山药粥搭配板栗，晨起喝小米粥。

运动：八段锦“调理脾胃须单举”，忌剧烈运动。

穴位：足三里每日艾灸 15 分钟。

（3）胃热体质：让代谢“冷静燃烧”。

饮食：苦瓜排骨汤佐马蹄，晚餐七分饱。

运动：游泳或瑜伽平衡内热。

穴位：内庭穴点按泄热。

中医辨识易胖体质，如同解开身体自带的“健康说明书”。调整体质非一日之功，需饮食、运动、情志多管齐下。记住，真正的健康不是与体重较劲，而是让身体回归“阴平阳秘”的平衡状态。当舌苔变薄、大便成形、精力充沛时，你会发现：苗条只是健康的副产品。

（张建敏）

（二）中医解读脾胃与肥胖关系

中医认为，脾胃与肥胖关系密切，脾胃功能的失调是肥胖的重要内在因素。以下从病因病机、辨证分型及调理原则三个方面进行解读：

1. 脾胃功能失调与肥胖的关联机制

（1）脾虚湿阻：脾主运化水谷和水湿，若脾虚则运化能力下降，导致水湿内停，聚而成痰湿，痰湿壅滞体内则引发肥胖。表现为肌肉松软、肢体浮肿、腹胀便溏等。

（2）胃热湿阻：胃火亢盛则消谷善饥（多食易饥），但湿邪困阻又使代谢受阻，摄入的膏脂无法有效消耗，堆积体内形成肥胖。症状包括口臭、便秘、舌红苔黄腻等。

（3）水湿代谢障碍：脾胃虚弱导致水液输布异常，痰湿内生，形成“虚胖”。这类肥胖常伴随乏力、畏寒、代谢率低下。

2. 肥胖的中医辨证分型与脾胃关系　根据中医理论，肥胖可分为五大类型，其中与脾胃直接相关的包括：

（1）脾虚湿阻型

表现：身体困重、浮肿、腹胀便溏。

治法：健脾益气，化湿消肿，常用平胃散加减。

（2）胃热湿阻型

表现：多食易饥、口干口臭、便秘。

治法：清胃泻热，除湿消肿，常用泻黄散加减。

（3）脾肾两虚型

表现：肥胖虚浮，畏寒肢冷、腰膝酸软、神疲乏力。

治法：补脾固肾，温阳化湿。六君子汤合五子衍宗丸加减。

3. 脾胃调理与肥胖干预原则

（1）饮食调养

控制总能量：减少高脂、高糖食物，增加全谷物、蔬菜等低能量高纤维食物，避免暴饮暴食。

健脾祛湿食材：如薏苡仁、冬瓜、荷叶、山药等，可煮汤或代茶饮。

（2）运动与作息

有氧运动结合中医导引：如太极拳、八段锦，可疏通经络、增强脾胃运化功能。

规律作息：保证 7～8 小时睡眠，避免熬夜，顺应“日出而作，日落而息”的自然节律。

（3）情志调节：情绪波动（如焦虑、抑郁）可导致肝郁气滞，间接影响脾胃功能。需保持心态平和，必要时辅以疏肝解郁的中药。

（4）中医外治法

穴位按摩：足三里、中脘穴可健脾和胃。

小儿推拿：针对儿童肥胖，捏脊疗法可调整脾胃功能。

中医将脾胃视为肥胖的核心病位，通过调理脾胃功能、祛除痰湿、平衡寒热，可从根本上改善肥胖体质。但需结合辨证分型，综合饮食、运动、情志等多方面干预，必要时需在专业医师指导下用药。

（张建敏）

第三章　儿童肥胖对健康的影响

一、五脏六腑的肥胖危机

（一）大肚腩比小肥臀更令人担忧

我们的身体有很多不同的部位可以长胖，比如腿和屁股。但是！有一个地方，长胖起来可是特别需要注意的，那就是——大肚腩！对比起可爱的小肥臀，那个“圆滚滚”的肚子可能是身体在悄悄发出求救信号哦！

想象一下，如果你是一个气球，平时气球里充的气正好，膨胀得刚刚好。可是，如果你一直不停地往气球里充气，气球就会膨胀得越来越大，变得非常沉重，甚至可能被撑破，对吧？你的肚子就像这个气球一样，如果里面堆积了太多脂肪，它不仅让你看起来圆滚滚的，还会给身体带来很多麻烦。

肚腩上的脂肪并不像腿部和臀部的脂肪那样“安静”。肚子上的脂肪可不好，它是“危险的脂肪”，也叫“内脏脂肪”。这种脂肪不仅让你肚子圆滚滚，还会影响你的内脏，比如肝脏和心脏，给它们带来负担。久而久之，肚腩上的脂肪可能会让你更容易得上心脏病、糖尿病，甚至增加得癌症的风险！听起来是不是有点可怕？

而如果你有一个小肥臀，那其实没有那么大的危险。臀部的脂肪不像肚腩的脂肪那样“任性”，它反而是身体的一部分，帮助你保持平衡，走路更稳定。小肥臀不仅看起来可爱，还能给身体提供一些“缓冲”，不至于让你在摔倒时太疼！所以，虽然大家可能会觉得“臀部肥”不太好看，但其实它的危害比大肚腩小多了。

那怎么办呢？不要担心！其实，最简单的办法就是控制饮食和多运动！首先，少吃油腻、高糖的食物，给肚子减少负担；其次，每天做点运动，比如跑步、跳绳、游泳、骑车，这些运动可以帮助你燃烧肚子上的脂肪，变得更加健康！当然，别忘了多喝水，保持身体充满活力！

所以，小伙伴们，请记住：大肚腩比小肥臀更需要关注哦！让我们从现在开始，保持健康饮食，动起来，给身体减负，告别大肚腩，做个健康又活力满满的孩子吧！

（陈婷）

（二）黑棘皮、紫纹——“小胖墩”的皮肤警报

在日常生活中，我们可能会留意到一些肥胖儿童的皮肤上出现了一些异常，比如黑棘皮和紫纹。这些看似不起眼的皮肤变化，实际上是身体发出的重要健康警报。

黑棘皮，通常出现在颈部、腋窝、腹部等皮肤褶皱处。黑棘皮的出现，往往与胰岛素抵抗密切相关。正常情况下，胰岛素就像一把精准的钥匙，能打开细胞的大门，让血液中的糖分顺利进入细胞，为身体提供能量。但当孩子体内脂肪大量堆积，尤其是腹部脂肪增多时，胰岛素这把钥匙就不好使了。糖分无法正常进入细胞，血糖水平上升，身体代谢紊乱，黑棘皮便作为一种警示信号出现在皮肤上，仿佛在提醒：“血糖可能出问题了，得赶紧重视起来！”

除了黑棘皮，紫纹也是肥胖儿童常见的皮肤现象。紫纹常出现在大腿、腹部等部位，就像皮肤被过度拉伸后留下的裂痕。这是因为肥胖儿童体重增长过快，皮肤来不及适应，弹性纤维断裂，从而形成了紫纹。虽然紫纹本身不会立刻带来严重健康问题，但它是身

体发出的警告，提醒孩子们不能再继续增重了，否则未来可能面临更多健康风险。

黑棘皮和紫纹绝不是简单的皮肤问题，它们背后隐藏着诸多健康问题。胰岛素抵抗若得不到及时控制，很可能发展成2型糖尿病。肥胖儿童还容易面临高血压、脂肪肝、心血管疾病等风险。

总之，黑棘皮和紫纹是身体的重要警示，提醒我们关注健康、控制体重，预防糖尿病等相关疾病。一旦发现这些皮肤变化，就要引起重视，及时调整生活方式。

（陈婷）

（三）肝脏的油腻之灾——为何“小胖墩”的肝不再“干净”

在生活中，我们往往会关注“小胖墩”们皮肤上出现的黑棘皮、紫纹等健康警报，却容易忽略他们肝脏正在悄悄发出的“求救信号”。肥胖儿童不仅面临着外在的健康问题，其内脏器官——尤其是肝脏，极易遭受“油腻之灾”，也就是非酒精性脂肪性肝病。

脂肪肝，从字面上理解，就是肝脏中脂肪堆积过多，超出了正常范围。肝脏堪称身体里最勤劳的“工人”，肩负着解毒、代谢和储存能量等重任。然而，当脂肪大量侵占肝细胞的空间，肝脏就如同被琐事缠身的员工，“工作效率”大幅下降。更糟糕的是，这还可能引发炎症、肝纤维化，严重时甚至会发展为肝硬化或肝癌。肥胖儿童由于体内脂肪过剩，肝脏的负担大大加重，所以更容易患上脂肪肝。

脂肪肝与肥胖、胰岛素抵抗之间存在着紧密的联系。肥胖会使得身体对胰岛素的反应变得迟钝，血糖难以被充分利用。那些多余的糖分就会摇身一变，成为脂肪被储存起来，而肝脏则首当其冲成为这个“储存仓库”。除此之外，高糖、高脂食物的过量摄入，以及缺乏运动的不良生活方式，也在不知不觉中“助长”了脂肪肝的发展。

在脂肪肝早期，可能并没有明显的症状表现，这就容易让人放松警惕，以为它“无害”。但实际上，若长期对其放任不管，肝脏炎症就可能接踵而至，进而引发肝纤维化或其他严重的并发症。而且，儿童时期就患上脂肪肝的孩子，成年后出现代谢综合征、糖尿病以及心血管疾病的风险会显著增加。

那么，该如何预防脂肪肝呢？关键在于改变生活方式。首先，合理饮食至关重要。要减少高糖、高脂肪食物的摄入，多吃蔬菜、水果、全谷物以及优质蛋白。其次，每天保证至少30分钟的中等强度运动，像跑步、骑自行车或者跳绳都是不错的选择。最后，还要保持健康的体重曲线，定期进行肝功能和腹部超声检查，以便及时发现问题。

（陈婷）

（四）能吃是福？——大胃王的胃已伤痕累累

在这个美食琳琅满目的时代，“能吃是福”这句话仿佛被赋予了新的魅力。大胃王挑战的视频总是能吸引众多目光。然而，在我们羡慕的背后，却隐藏着一个容易被忽视的真相：胃袋并非无穷无尽，吃得太多，胃会不堪重负而“受伤”。

胃，如同一个有弹性的大袋子，正常情况下，它能够容纳适量的食物，有条不紊地进行消化工作。但当我们暴饮暴食，一次性塞进大量食物时，胃就像被过度吹气的气球，被撑得极大。胃壁在这种过度扩张下，开始发出“抗议”，疼痛随之而来。与此同时，胃内过多的消化液与食物混合，会刺激胃壁，引发炎症。长此以往，胃黏膜这层保护屏障就会受损，胃炎、胃溃疡等疾病便有了可乘之机，原本健康的胃逐渐陷入困境。

除了引发胃部自身的问题，当胃被食物填得满满当当，内部压力增大，食物和胃酸就可能会反流至食管。此时，人们往往饭后感到烧心、胸口疼痛，那种火辣辣的感觉十分难受。若这种情况反复出现，食管长期受到胃酸侵蚀，患食管癌的风险也会显著增加。看似遥远的疾病，实则与我们日常的饮食习惯息息相关。

或许有人会疑惑，大胃王们为何能吃下那么多食物？实际上，他们的胃同样承受着巨大的压力。长期进行不健康的大量进食，不仅会削弱胃的功能，还可能影响到身体的其他部位。例如，过度进食容易导致肥胖，进而引发胰岛素抵抗，增加患糖尿病的风险，还可能对胰腺等器官造成不良影响。

那么，如何才能保护好我们的胃，让它远离“伤害”呢？关键在于养成良好的饮食习惯。其一，要坚决杜绝暴饮暴食，控制每餐的食量，避免给胃带来过大负担。其二，吃饭时应细嚼慢咽，这样有助于食物的初步消化，减轻胃的消化压力。其三，饮食结构要合理，多摄入蔬菜、水果等富含维生素和膳食纤维的食物，减少油腻食物的摄取。最后，定期进行体检，关注胃部健康状况，以便及时发现问题并采取措施。

“能吃是福”固然没错，但前提是要吃得健康、适度。让我们从现在开始，用心呵护自己的胃，在享受美食的同时，也能拥有一个健康的消化系统，让胃始终保持强大的功能，陪伴我们享受美好的生活。

（陈婷）

（五）胖孩子的心脏和血管“压力山大”

如果把我们的身体比作一辆汽车，那心脏无疑就是强大的发动机，为身体的各项活动提供源源不断的动力；而血管则像是密布的管道，负责将血液输送到身体的每一个角落，正是它们协同合作，才让我们能够尽情地奔跑、跳跃，享受快乐的生活 。但要是身体上堆积了过多不必要的“行李”，也就是多余的脂肪，比如胖胖的小肚子、小手臂和小腿，心脏和血管可就要“叫苦不迭”，承受巨大的压力了。

想象一下，当你背着一个沉重无比的背包行走时，每迈出一步都倍感艰难，沉重的负担让你气喘吁吁。心脏和血管在面对肥胖的身体时，就是这样的感受。身体里每多一点脂肪，心脏就需要付出更多的努力，将血液输送到全身各处，就如同一位疲惫不堪的邮递员，长时间高强度工作，手臂都酸痛不已。

血管的处境同样艰难。家里的水管在正常情况下，水流顺畅无阻。可一旦水管中堆满了杂物，水流就会变得缓慢甚至堵塞。血管也是如此，当多余的脂肪在血管壁堆积，血液的流动就会受到阻碍，血压随之升高。血管被“堵塞”后，心脏为了让血液正常流通，不得不使出更大的力气，仿佛一台出故障的泵车，运转得异常吃力。

倘若这种情况长期持续，心脏会因过度劳累而逐渐衰弱，血管也会失去弹性变得僵硬。这不仅大大增加了患糖尿病、心脏病等严重疾病的风险，还可能影响小朋友的情绪，让他们更容易生气、烦躁。

那么，如何才能让心脏和血管摆脱“压力山大”的困境呢？关键就在于保持健康的生活方式。首先，在饮食方面，要严格控制油炸食物、糖果等高脂肪垃圾食品的摄入，减少心脏的负担。其次，多吃蔬菜、水果等富含维生素和膳食纤维的食物，为身体补充优质“燃料”，让血管保持通畅。最重要的是一定要动起来！每天坚持半小时的运动，跳绳、跑步、骑自行车等都是不错的选择。通过运动，心脏和血管会变得更加强壮。

（陈婷）

（六）肾脏的 SOS——“小胖墩”的尿液藏着求救信号

嘿，小伙伴们，你们知道肾脏是什么吗？它是你身体里的“秘密小工厂”，负责过滤血液里的脏东西，帮助你把不需要的东西变成尿液排出去，保持身体健康！但是，如果你是个“小胖墩”，肾脏可能会偷偷发出 SOS 信号，告诉你：“救命啊，我快撑不住了！”

肾脏就像一台超级厉害的“清理机器”，它不停地工作，把你吃的食物和喝的水里的多余东西都过滤掉，最后变成尿液排出体外。这样可以让你保持清爽，远离身体里的垃圾。但如果你吃得太多、喝得太少，或者太懒不运动，肾脏就会开始觉得“压力山大”，工作起来就不那么轻松了。

那么，肾脏发出的求救信号是什么呢？其实，尿液里藏着肾脏的“秘密信息”。比如，如果你喝水很少，尿液就会变得又黄又浓，就像秋天的枯叶一样，看起来不太健康。这其实是肾脏在说：“我缺水啦，快给我补充水分！”而如果你总是吃很多高糖、高脂肪的食物，尿液可能会出现泡沫或者其他异常，肾脏会在偷偷提醒你：“嘿，控制一下吃的东西，别让我这么累！”

更严重的情况是，如果你变得太胖，体内的垃圾和毒素积累得太多，肾脏工作起来可能会越来越困难，就像是一台超负荷运转的机器，可能会出现肾功能不全，甚至可能让你得肾病。那时，尿液里的颜色、泡沫，甚至气味都会发生变化，这时候肾脏的 SOS 信号就会越来越明显！

那么，怎么办呢？别担心！要让肾脏不再累得“崩溃”，我们需要好好照顾它！首先，保持健康的饮食，少吃油腻的食物，多吃蔬菜和水果，让肾脏轻松一些。其次，每天多喝水，保持尿液清澈，肾脏才不会被“卡住”。最后，运动也超级重要哦，跑跑步、跳跳绳、骑骑车，不仅能让你健康，还能让肾脏开心地工作！

（陈婷）

（七）高尿酸——“小胖墩”的隐形痛

你有没有听说过“尿酸”？这个名字听起来有点神秘，仿佛藏着不为人知的秘密。实际上，尿酸只是我们身体里的一种化学物质，它主要由食物中的嘌呤转化而来。在正常情况下，身体能有条不紊地将尿酸通过尿液排出体外，维持着微妙的平衡。但当尿酸过多时，它就会像个调皮的小家伙，偷偷藏在身体里，给我们带来一些隐形的“小痛苦”，也就是高尿酸。

平日里，我们大快朵颐地享受炸鸡、汉堡、巧克力和薯片这些美味时，可能没意识到，它们正悄然成为尿酸的“得力助手”。这些食物富含嘌呤，会促使体内尿酸不断积累。而对于“小胖墩”来说，身体里脂肪多、肚子大，就像是给尿酸提供了一个温暖的“避风港”，尿酸会积得更多。这些多余的尿酸会悄悄溜进关节，化身为一只顽皮的小怪兽，开始兴风作浪。尤其是脚趾、膝盖等部位，常常成为重灾区，让人感觉到钻心的疼痛，走路时就像脚下踩了小石头，每一步都艰难无比。

高尿酸引发的这种疼痛，有个专门的名字——痛风。一旦痛风发作，那种疼痛犹如有只大象重重地踩在脚上，让人难以忍受，只想躺下休息，动弹不得。可别以为这只是大人们的烦恼，“小胖墩”如果长期暴饮暴食、运动量又太少，同样有可能遭遇这个“隐形的痛”。

那么，我们该如何避免这种“隐形痛”呢？方法其实很简单。

首先，要调整饮食结构。少吃炸鸡、红肉等高嘌呤食物，这些食物就像是尿酸的“补给站”，会不断助长尿酸的势力。多吃蔬菜、水果、全谷物等健康食物，它们就像身体的“清洁工”，能让身体保持清爽，减少尿酸的产生。其次，运动必不可少。每天坚持走路、跑步或者跳绳，让身体动起来，就像给尿酸打开了一扇“疏散门”，避免它在身体里聚集搞破坏。

还有一个至关重要的小秘诀，那就是多喝水。水堪称尿酸的“天敌”，它能帮助尿酸顺利地排出体外。每天充足的水分摄入，就如同给身体洗了个畅快的大澡，把那些多余的、不需要的尿酸统统冲走，让身体时刻保持干干净净。

（陈婷）

（八）肥胖和癌症——一个不该有的关系

你知道吗？肥胖和癌症之间存在着一种本不该有的联系，它们凑在一起就会给我们的身体健康带来诸多隐患。听起来或许有些可怕，但其实只要养成健康的生活方式，就能将这两位“不速之客”拒之门外。

先来认识一下肥胖。当我们身体里堆积了过多脂肪，就像无时无刻背着一个沉重的大背包，行动都会变得迟缓，每走一步都觉得吃力。也许有人觉得胖一点看起来可爱，多些脂肪没什么大不了。但实际上，过多的脂肪会给身体带来沉重负担，不仅让我们身形笨重，还会连累心脏、肝脏和血管这些身体里的“小伙伴”，使它们工作起来困难重重。心脏需要更努力地泵血，肝脏代谢负担加重，血管也容易因脂肪堆积而堵塞，影响身体健康。

再看看癌症，它是由一些细胞“失控”造成的。这些细胞像疯狂的小怪兽，不受控制地疯狂增生、四处扩散，逐渐侵蚀身体的正常组织，给我们带来极大的痛苦。令人担忧的是，研究表明，肥胖就像是癌症的“催化剂”。肥胖会导致体内激素失衡，微环境发生改变，使得某些细胞变得异常活跃，原本有序生长的细胞开始“胡作非为”，大大增加了患癌风险。所以说，肥胖和癌症虽然表面上不像亲密的朋友，实则有着千丝万缕的联系，肥胖会让癌症的威胁变得更大。

不过别害怕，我们完全有办法通过保持健康体重来降低患癌风险。饮食上，要严格控制油腻食物、糖果和垃圾食品的摄入，这些食物就像肥胖和癌症的“帮凶”。多吃水果、蔬菜和全谷物，它们富含维生素、矿物质和膳食纤维，能为身体提供充足营养，还能促进肠道蠕动，帮助排出体内毒素。运动也不可或缺，每天坚持跑步、跳绳、踢足球等运动，就像给身体注入了活力，能有效燃烧多余脂肪，让身体更加强壮，提高免疫力。此外，保持好心情同样重要，心情愉悦时，身体的各项功能更好地运转，免疫系统也会更强大，抵御疾病的能力随之增强。

所以，小伙伴们，肥胖和癌症这两个“坏小子”虽关系密切，但我们可以凭借健康的饮食和积极的运动，把它们彻底赶出我们的身体。

（陈婷）

二、肥胖是生长发育的绊脚石

（一）夜间的呼噜声——“小胖墩”并非睡得香

很多家长听到孩子夜间睡眠打出的阵阵呼噜声，会认为是孩子“睡得香”，是睡眠质量好的表现。但事实上，睡觉打呼噜的孩子反而会比正常睡觉的孩子表现得更加嗜睡，精神不佳，并且反应迟钝。这究竟是怎么一回事呢？睡觉打呼噜，医学上称为“睡眠呼吸暂停综合征”，这是一种睡眠障碍的表现。这种情况在“小胖墩”中的发生率是体重正常孩子的4～6倍，因为“小胖墩”们颈部和胸部的脂肪堆积会导致呼吸道狭窄甚至阻塞，同时脂肪也会阻碍肺的运动，最后就表现成他们睡眠时呼吸气流不畅，也就是我们说的“打呼噜”。

孩子们在日常生活中进行能量消耗的活动，比如学习、运动等，身体内容易产生一种叫“乳酸”的物质，乳酸会使人身体疲劳，由于“小胖墩”比正常体重儿童有更多的体重负担和氧消耗量，同时气道又被脂肪限制运动，最后就会出现“小胖墩”稍稍活动一下就气喘吁吁、疲惫不堪的情况。睡觉是解除疲劳的方式，但是打呼噜又使他们睡眠质量下降，导致深度睡眠时间不足。长此以往，就会反应低下，注意力难以集中，活动也自然而然减少，更增加了发胖的概率，进而在发胖和睡眠障碍中形成不良循环，影响正常的生长发育。

除此之外，“打呼噜”引起的反复的呼吸障碍会削弱肥胖儿童呼吸道的免疫功能，同时，肥胖会让身体内的炎性因子增加，这会让身体产生炎症反应。免疫功能的下降和炎症反应的加强同时到来，也就预示着“哮喘”这个疾病正悄悄接近孩子。肥胖孩子不仅会比正常体重孩子容易得哮喘，得哮喘后的症状也会比正常体重孩子更加严重，所以家长一定要重视孩子的肥胖问题。

“小胖墩”夜晚开始打呼噜其实是在提醒家长：“小主人的呼吸系统已经受到影响啦！家长们需要重视起来，督促孩子们科学减重啦！”如果还不及时干预肥胖儿童的体重，可能导致他们胸廓脂肪继续堆积，压迫胸廓扩张受限，进而影响肺通气功能，使呼吸道抵抗力降低，增加呼吸道疾病患病的概率。

（吴严玮）

（二）“丁丁”短，乳房大——肥胖男孩的青春尴尬

在泌尿外科的诊室里，经常上演着一出出“寻宝记”。家长们带着“小胖墩”，一脸焦急地来找医生：“您看，我家这小子，长得跟小山似的壮实，可那‘小丁丁’却害羞得紧，要么躲猫猫似的藏得严严实实，要么就露个小尖尖，有时就像小鸟儿的喙。”

医生一听，轻轻挤压了一下“小丁丁”的根部，嘿，这家伙竟然害羞地探出头来，原来它并不小嘛！可一放手，就又缩回去了！

这种情况，医学上称为“隐匿性阴茎”。它有两种可能的原因：一种是“小丁丁”自己长得不够壮实，比如包皮太短、太小，阴茎皮肤不能包着海绵体，导致阴茎海绵体无法支撑而缩回体内；另一种，就是小朋友长得太胖，耻骨前面的脂肪堆成了小山，把“小丁丁”给埋了起来。

对于后者，医生首先会建议先来个“瘦身大作战”，看看能不能让“小丁丁”重见天日！如果减肥成功了，“小丁丁”还是害羞不肯出来，那医生可能就得考虑给它做个“整形手术”，让它能够自信地站出来。

还有些小朋友长得高高大大的，胸部却发育得跟成年女子似的，一到夏天，衣服都遮不住。

为什么男生的乳房也会长大呢？正常情况下，男性体内应该是雄激素唱主角，女性则是雌激素当家。但一旦男孩子加入了“肥胖大军”，情况就会变得微妙起来。脂肪细胞可不是白长的，它们肚子里藏着个“秘密武器”——芳香化酶。这酶就像是魔术师一样，能把男性的雄激素“变戏法”似的转化成雌激素。脂肪细胞越多，这魔术师就越忙，雌激素也就越造越多。

与此同时，肥胖还会让身体陷入一种“慢性发炎”的状态，就

像身体一直在“发火”，搅得激素代谢一团糟糕。更要命的是，肥胖和胰岛素抵抗也是一对“好基友”，胰岛素水平一高，卵巢和肾上腺也跟着起哄，会分泌更多的雄激素。这些雄激素被脂肪组织里的“芳香化酶”又变成雌激素，一波未平一波又起，一浪更比一浪高，雌激素水平更加嗖嗖嗖地往上涨。

当男性体内的雌激素水平过高时，乳房发育就被“激活”……对于男生来说，可真是“外观上的尴尬，心理上的煎熬”呢！所以啊，“管住嘴，迈开腿”，及时关注体重管理，保持健康生活方式，别让肥胖影响了孩子生长发育啦！

（李萍）

（三）肥胖如何悄悄“偷走”孩子的身高

身高不单单取决于爸爸妈妈给的基因，日常的生活方式也起着关键作用。尤其是肥胖这个隐藏在身边的“小麻烦”，它带来的影响可不只是让孩子们看起来圆滚滚的，还会在不知不觉中“偷走”孩子长高的机会，让我们比同龄人矮上一截。

把我们的身体想象成一棵正在茁壮成长的小树苗，阳光、水分和空气是助力成长的必备要素。然而，当肥胖就像一堆厚厚的沙土，填满了小树苗周围的土地，小树苗就难以扎根，也缺乏足够的力量向上生长。这便是肥胖对身高的影响原理。

当我们身体肥胖时，体内脂肪大量堆积，尤其是腹部脂肪增多。这些多余的脂肪不仅会压迫内脏器官，干扰身体正常的生理功能，还会对生长激素的分泌造成不良影响。生长激素堪称我们长高路上的“神奇魔法师”，它负责指挥身体细胞分裂、增殖，帮助我们长高长大。但肥胖会打乱生长激素的正常工作节奏，使它无法充分发挥作用，导致我们身高增长的速度变慢。渐渐地，你就会察觉到，虽然身高还在增长，可相比其他身材匀称的小伙伴，自己已经落后了。

除此之外，肥胖还会对骨骼发育产生负面影响。骨骼如同建筑物的钢筋，是支撑身体的关键架构，需要充足的空间和良好的环境才能健康发育。一旦体内脂肪过多，骨骼就不得不承受额外的压力，生长速度自然会放缓。想象一下，有一块沉甸甸的大枕头压在身上，让你无法尽情舒展，身体的生长也受到限制，身高也就这样被“偷走”了。

那么，怎样才能阻止肥胖“偷走”我们的身高呢？方法其实并不复杂。首先，要保证饮食健康。尽量少吃油腻食物、甜食等高能量食品，这些食物就像肥胖的“帮凶”，会加剧脂肪堆积。多吃水果、蔬菜，它们富含维生素和膳食纤维，能为身体提供丰富营养。同时，还要多摄入富含钙的食物，钙可是骨骼的“超级营养师”，能助力骨骼长得又高又强壮。其次，运动至关重要。跳绳、跑步、游泳、打篮球等运动，不仅能帮助我们燃烧多余脂肪，还能刺激骨骼生长，让我们在长高的道路上大步迈进，身体也变得更加健壮。

（陈婷）

（四）肥胖与性早熟——提前到来的青春期好吗

青春期宛如一场神秘而充满惊喜的大冒险，不经意间，身体就开启了奇妙的变化之旅。身高如雨后春笋般蹿升，男孩的嗓音逐渐低沉，嘴角冒出了细细的胡茬，女孩们的胸部也开始慢慢发育。这些变化无一不在宣告，你已经踏入了青春期的大门。然而，对于那些有点胖胖的小伙伴来说，可能会遭遇一个令人尴尬的难题——性早熟。

性早熟，简单来说，就是身体比同龄人更早地迈进了青春期。可能在 9 岁、10 岁时，女孩的乳房便开始萌动发育，男孩的声音也提前变得低沉，身体悄然长出了青春期才有的特征。乍一听，这似乎是被施了神奇的魔法，可实际上，性早熟并非想象中那般美好，尤其是对于“小胖墩”而言，这个问题可能会更早找上门。

那么，肥胖是如何与性早熟产生关联的呢？原来，肥胖会导致体内脂肪大量堆积。这些多余的脂肪不仅让我们的身形变得圆滚滚，还在暗地里对激素水平产生影响。激素在身体里扮演着“小小指挥官”的角色，掌控着生长发育的每一个进程。一旦脂肪过多，就如同干扰了指挥官的正常指令，使得激素提前“发号施令”，让身体过早地步入青春期，仿佛提前打开了一扇神秘之门，提前经历本应稍后才会到来的变化。

但提前进入青春期真的是一件好事吗？答案是否定的。过早进入青春期，身体过早“成熟”，看似很酷，实则隐藏着危机。由于骨骼生长板会提前闭合，身高增长期也会提前结束。也就是说，性早熟可能会让身高增长的脚步提前放缓，最终身高可能比预期的要矮。

所以，小伙伴们，若想避免性早熟带来的困扰，关键在于保持健康的体重。在饮食上，要坚决和油炸食品、甜食等高能量食物说“再见”，它们就像肥胖的“帮凶”，会让多余的脂肪在体内肆意堆积。多吃水果、蔬菜等富含维生素和膳食纤维的健康食物，为身体提供充足营养的同时，还能避免脂肪的过度积累。运动同样不可或缺，跑步、跳绳、游泳、踢足球等运动，不仅能帮助消耗多余能量，维持健康体重，还能促进身体正常发育，让我们以最健康的姿态迎接青春期的到来。

记住，青春期虽然神奇，但每个人都有自己独特的成长节奏。保持健康的生活方式，做一个快乐无忧的小伙伴，才能在健康成长的道路上稳步前行，实现长高、变聪明的美好愿望！

（陈婷）

（五）生育大事——肥胖如何埋下隐患

嘿，小伙伴们！你们有没有畅想过未来，想象自己有一天成为爸爸妈妈的样子呢？虽然现在谈这个似乎还很遥远，但身体的健康状况从儿时起就会对未来的生育能力产生影响。而肥胖，这个隐藏在身边的“小麻烦”，正悄悄埋下隐患，可能会给未来的你带来一些棘手的问题。

也许你会疑惑：“肥胖和生宝宝能有什么关联呢？”事实上，肥胖可不仅仅是让我们的身材变得圆滚滚，它还会在身体内部“兴风作浪”，干扰体内激素的正常分泌。激素在我们身体里就像一位至关重要的“小指挥官”，掌管着成长、发育，甚至包括未来能否顺利孕育宝宝等一系列大事。当身体里堆积了过多脂肪，激素水平就可能陷入混乱。比如，女孩子可能会出现月经不规律的情况，而男孩子的精子质量也有可能下降。

更为关键的是，肥胖还会引发胰岛素抵抗。这就好比门锁生锈了，钥匙很难转动，身体无法有效地利用糖分，进而导致血糖升高。高血糖不仅危害身体健康，还会对卵巢和睾丸的正常功能产生不良影响。对于女孩子而言，这可能引发多囊卵巢综合征，使得排卵变得不规律，大大增加了未来生育的难度。而男孩子一旦出现胰岛素抵抗，睾丸制造健康精子的能力也会受到影响，精子变得缺乏活力，从而降低生育能力。

除此之外，肥胖容易造成血管被脂肪堵塞，影响全身的血液循环。如果睾丸或卵巢得不到充足的营养和氧气供应，它们的工作效率就会大打折扣，长此以往，生育能力也难免会受到波及。

不过，大家也不用过于担心！这些问题是完全可以预防的。从现在开始行动起来，养成健康的生活习惯，为未来拥有强壮的身体打下坚实基础。在饮食方面，要严格控制油炸食品和甜饮料的摄入，它们就像肥胖的“帮凶”，会让脂肪在体内肆意堆积。多吃蔬菜、水果以及富含蛋白质的食物，维持体重在健康范围之内。运动也同样重要，每天坚持跑步、跳绳、踢足球等，让身体充满活力。这样不仅能助力你长高长结实，还能让身体内部各个器官都能高效运作，为未来的健康生育保驾护航。

（陈婷）

（六）肥胖与智力——肥胖也会偷吃孩子的智慧之果

在大众的认知中，肥胖明明只是体形上和别的孩子有所差异，怎么会和孩子智力挂钩呢？事实上，肥胖也会偷吃孩子的智慧之果。智力，主要是指孩子认识客观事物，并且运用知识来解决实际问题的能力。截至目前的研究，“小胖墩”的智力水平与正常体重儿童没有特别显著的差异，差异主要体现在“小胖墩”的执行能力水平，尤其是男生。执行能力又是什么呢？我们可以将智力比作一棵会结果的“大树”，树上有很多“果子”，而执行能力就是其中很重要的一颗“果子”，执行能力差会导致孩子没有自制力，专注力较差，既没有自己能坚持的事情，也没办法完成老师或家长布置的任务。导致肥胖儿童执行水平较差的原因又是什么呢？主要有两方面原因，一方面，肥胖会导致儿童认知神经的功能受损，导致“小胖墩”出现过度进食的行为，使他们的体重继续增长。另一方面，肥胖会引起大脑的脑容量减少及脑功能活动改变，这种改变是认知神经功能损害的基础。除此之外，儿童期的肥胖都会伴随着心理问题，负面情绪的积累也会导致肥胖儿童的执行能力水平降低。总而言之，就是肥胖这个“小偷”费尽心思偷走了我们孩子智慧之树上的“美味果实”。

不过，家长也无须太过担心肥胖对孩子智力的影响，儿童期是孩子智力发育和行为习惯快速养成的时期，我们只要尽快科学干预，很大程度上是会阻止这种情况的发生。“小胖墩”的减重需要整个家庭的参与，家长一方面可以增加孩子对健康食物的选择权，提高孩子减重的积极性，另一方面也需要家长以身作则，与孩子一同运动锻炼，这种健康的饮食方式和行为引导意识，不仅可以自然而然地让孩子养成健康的生活习惯，也在无形之中提高了孩子们的认知水平和执行能力，可谓是一举两得。

（吴严玮）

（七）肥胖与免疫力——胖孩子更容易生病

胖胖的孩子常常会给人留下壮实健康的印象，但事实并非如此，胖孩子相比于正常体重的孩子反而更容易生病。这是为什么呢？肥胖会从三个方面影响孩子的免疫力，分别是免疫细胞、免疫器官以及免疫活性物质。

首先，我们要知道在我们身体里存在着两种细胞——$CD4^{+}T$ 细胞和 $CD8^{+}T$ 细胞，这两种细胞在我们身体里扮演着很重要的免疫角色，平时他们处于一个较为固定的比例水平，而肥胖会影响这两种细胞的比例，这就会让孩子的免疫功能下降，导致孩子内脏产生炎症，进而让孩子产生免疫功能障碍和免疫性疾病。再说说肥胖对免疫器官的影响。“小胖墩”体内的脂肪体积或数量增大使得多余脂肪会堆积在他们的免疫器官（包括淋巴、胸腺、扁桃体）中，脂肪的积聚会阻碍免疫器官发挥它们的功能，也就降低了“小胖墩”的免疫力。最后是免疫活性物质，肥胖和很多免疫活性物质相关，通过干预这些物质有助于减轻肥胖患者的炎症状态、降低体重、促进健康。

那“小胖墩”最应该做些什么呢？现在最应该做的就是运动起来，运动不仅能帮助我们减重，同时运动还能改善我们的免疫功能，不管是有氧运动、抗阻运动、高强度间歇运动还是多种方式结合的运动都会对肥胖症状起到良好的调节作用，并能较好地维持机体的免疫稳态，有效提升胖孩子的生活质量，有效减少肥胖引起的疾病的发病率。

（吴严玮）

（八）肥胖是一种隐形的营养不良

很多人可能会疑惑，肥胖怎么会和“营养不良”有关，甚至觉得它们之间的距离简直像是南北极一样遥远，那么为什么说肥胖是一种隐形的营养不良呢？营养不良准确的概念是指营养摄入不足或比例失衡而引发的疾病，而肥胖正是因为摄入的营养素比例不恰当所引起的。简单来说，就是孩子该吃的食物吃得少了，不该吃的食物吃得多了。

肥胖并非单纯的“营养过剩”。在那些堆积的脂肪之下，身体可能正缺乏着关键的营养素。就好比一座“金玉其外，败絮其中”的宫殿，其外表的“宏伟”只是假象。大多数胖孩子的饮食结构严重失衡，过度摄入高能量、高脂肪、高糖的食物，如炸鸡、奶茶、蛋糕等，而富含维生素、矿物质和膳食纤维的蔬果、全谷物却摄入不足。这样的饮食让身体陷入了一种不良循环，虽然能量爆棚，但维生素和微量元素却少得可怜。研究显示，肥胖症患者维生素 D、铁、镁、锌、硒、铜等营养素的水平均与正常人群有明显差异。而维生素和微量元素在人体的重要性就好比发动机的火花塞，虽然很小，但不可或缺，如果缺乏，就会引起各种病症。

隐形的营养不良会在身体内部引发一系列连锁反应。首先，肥胖者的身体就像一座 24 小时不停歇的工厂，心脏需要加倍努力地工作，才能将血液泵送到身体的各个角落。过多的脂肪堆积在血管壁上，如同给血管套上了一层厚厚的“枷锁”，导致血压升高，心血管疾病的风险急剧增加。同时，胰岛素在身体里也陷入了“困境”，面对大量涌入的糖分，它疲于奔命地调节血糖水平，久而久之，胰岛素的功能逐渐衰退，糖尿病便悄然降临。

因此，我们不能再被表象所迷惑，要深刻认识到肥胖背后隐藏的营养不良危机。改变不良的饮食习惯，告别那些高能量、低营养的食物，增加蔬果、全谷物、优质蛋白的摄入；同时，积极投身运动，让身体重新找回营养的平衡与活力。唯有如此，才能打破肥胖与营养不良的恶性循环，让我们的身体和心灵重新沐浴在健康的阳光之下，走向充满生机与活力的生活。

（吴严玮）

（九）腿痛的“小胖墩”——骨骼的红灯警号

儿童们的骨骼如同正在茁壮成长的小树苗，本应向着阳光，笔直而茁壮地发育。然而，当肥胖这个不速之客悄然降临到孩子们身上时，就如同给这些“小树苗”的生长之路投下了一片阴霾，对他们的骨骼健康产生了诸多严重且深远的影响。

肥胖儿童的身体就像一辆超载的小卡车，每一块骨头都在承受着本不该承受的巨大压力。想象一下，稚嫩的双脚就如同卡车的轮胎，日复一日地支撑着过重的身躯。膝关节和踝关节，作为身体的重要“承重关节枢纽”，在肥胖的重压之下，仿佛发出了痛苦的“呻吟”。过多的脂肪使得这些关节长期处于过度受力的状态，就像被过度拉紧的弹簧，久而久之，关节软骨会逐渐磨损，失去原有的弹性和光滑度。这不仅会引发关节疼痛，让孩子们在奔跑嬉戏时不再像从前那样轻快自如，甚至可能导致关节畸形，改变孩子们原本正常的行走姿态，使他们的步伐变得蹒跚而沉重。

生长板，是儿童骨骼生长的“魔法区域”，它决定着骨骼的纵向生长和形态塑造。然而，肥胖带来的额外压力却无情地干扰了这个“魔法区域”的正常运作。就好比一群调皮捣蛋的小怪兽，打乱了生长板细胞有序地增殖和分化过程。原本应该均衡生长的骨骼，可能会因为这种干扰而出现生长不均衡的现象。比如，腿部骨骼可能会因为受力不均而发生弯曲，形成O形腿或X形腿，这不仅影响孩子的外观形象，更会对他们的自信心造成沉重打击。

再者，骨骼的强壮离不开矿物质的支持，钙和磷就是构建骨骼大厦的“重要基石”。可是，肥胖却在暗中破坏着这一构建过程。肥胖会引发身体一系列的代谢变化，其中就包括对骨骼矿物质代谢的干扰。在肥胖儿童的体内，脂肪细胞会分泌一些特殊的物质，这些物质就像一群“捣乱分子”，影响肠道对钙、磷等矿物质的吸收，同时还会促使肾脏排出更多的钙。如此一来，骨骼能够获取的矿物质减少，就如同大厦失去了足够的基石，变得脆弱不堪。骨密度降低，使得肥胖儿童的骨骼就像中空的树干，在面对外界的轻微碰撞或压力时，更容易发生骨折。一个小小的跌倒，对于正常体重的孩子可能只是皮外伤，但对于肥胖儿童来说，却可能导致严重的骨折事故，给他们的身体带来巨大的痛苦，也让家长们忧心忡忡。

腿痛是骨骼发出的红色警告，肥胖对儿童骨骼健康的影响是多方面且不容小觑的。它就像一个隐藏在暗处的“杀手”，悄无声息地侵蚀着孩子们骨骼健康的根基。因此，我们要督促胖孩子及时减重，为孩子们的骨骼健康保驾护航，帮助孩子们摆脱肥胖的困扰，让他们重新绽放出充满活力与自信的光芒。

（吴严玮）

（十）胖墩的弯曲之痛——为何脊柱不再挺拔

在孩子的成长世界中，脊柱如同一座山脉，象征他们拥有着连绵不绝的美好未来。然而，肥胖却如同突然出现的悬崖峭壁，阻碍着儿童的正常发育，对儿童脊柱的发育与健康产生着深远且令人担忧的影响。

肥胖儿童的身体，就像一间违建的危房，而脊柱则是这座房子的承重梁。过重的体重使得脊柱从一开始就背负上了沉重的“包袱”。想象一下，稚嫩的脊柱原本应在轻松愉悦的节奏中，一节节稳稳地生长、延伸，如同春日里节节拔高的嫩竹。但肥胖带来的过量负荷，让脊柱每时每刻都在艰难地支撑着。每一次孩子的站立、行走、坐立，脊柱都在默默承受着巨大的压力，仿佛在抗议：“我不堪重负啦！”

脊柱周围有着许多肌肉、韧带等软组织，它们就像是脊柱的忠诚卫士，协助脊柱保持稳定与平衡。然而，肥胖使得这些卫士们也陷入了困境。过多的脂肪堆积在身体各处，改变了身体的重心分布。为了适应这种失衡的状态，脊柱周围的肌肉不得不持续紧张地工作，试图重新找回平衡。长期的紧张状态让这些肌肉疲惫不堪，渐渐失去原有的弹性与力量。而韧带也可能在长时间的牵拉与受力不均中，变得松弛甚至受损。例如，当孩子弯腰系鞋带时，本应轻松完成的动作，对于肥胖儿童而言，却可能因为脊柱稳定性的下降，导致腰部酸痛，甚至可能出现不经意的扭伤。

从脊柱的生理结构来看，它有着自然的生理弯曲，这些弯曲有助于缓冲身体运动时产生的冲击力，保护脊髓和内部器官。可是，肥胖却在慢慢地改变着这些优美的曲线。长期的过度压力会使脊柱的生理弯曲发生异常变化，原本正常的颈曲、胸曲、腰曲可能会被进一步加深或变直。肥胖儿童常常会不自觉地向前探头、含胸驼背，这就是脊柱胸曲和颈曲受到影响的表现。这种异常的姿势不仅影响孩子的外观形象，让他们看起来失去了应有的朝气与活力，更重要的是，它会对脊柱内部的神经造成压迫。神经就像一条条传递信息的高速公路，一旦受到压迫，就会导致信号传递受阻。可能会使孩子出现手脚麻木、疼痛等不适症状，严重时甚至会影响孩子的运动协调能力，让他们在奔跑、跳跃等活动中显得笨拙而不协调。

再者，肥胖还会影响脊柱的生长发育速度。脊柱的生长需要充足的营养供应以及良好的力学环境。然而，肥胖引发的身体代谢紊乱，会干扰骨骼生长所需营养物质的代谢与吸收。就像肥沃的土地被污染后，庄稼难以茁壮成长一样，脊柱在缺乏足够营养支持的情况下，生长速度会减缓，骨骼的质量也会下降。这可能导致脊柱发育不良，在成年后更容易出现脊柱相关的疾病，如脊柱侧弯、椎间盘突出等，这些疾病就像一颗颗不定时炸弹，随时可能给孩子的未来生活带来痛苦与不便。

肥胖对儿童脊柱的影响就像一场无声的战役，在不知不觉中侵蚀着孩子脊柱健康的堡垒。我们必须警醒起来，重视儿童肥胖问题，帮助孩子们控制体重，让他们的脊柱能够重新在健康的轨道上茁壮成长，撑起孩子们充满希望与梦想的未来天空。

（吴严玮）

（十一）肥胖与体能——体育课的挫败感

在学校的体育课上，我们时常会看到别的小朋友像轻盈的小鹿，欢快地奔跑着，而肥胖的小朋友却似背着重壳的蜗牛，没跑几步就已气喘吁吁，大汗淋漓，仿佛每一步都用尽了全身的力气，在队伍的角落流露出挫败的神情。

这是因为肥胖让他们的身体上上下下、大大小小的器官都承受着巨大压力，“小胖墩”的心血管系统每天都像过载的机器，心脏就像一台超负荷运转的小泵，艰难地推动着血液在肥胖身躯的“大街小巷”里流动。过多的脂肪如同交通堵塞，使得血液循环不畅，身体得不到充足的氧气供应，体能自然大打折扣。

“小胖墩”的骨骼肌肉系统也在过重体重的压迫下苦不堪言。就如同脆弱的树枝挂着沉甸甸的果实，骨骼尚未发育完全却要支撑过量的体重，关节也在“重压山大”下发出痛苦的“抗议”。原本应该灵活有力的双腿，仿佛被施了魔法，变得笨拙而迟缓，跳跃变得异常艰难，每一次动作都像是在与无形的阻力作斗争，这极大地限制了他们在体育活动中的表现，体能的发展也因此陷入了困境。

他们的呼吸系统更像是被一只无形的大手紧紧揪住，肥胖导致胸部大量脂肪堆积，肺部无法自由地舒张与收缩。当他们试图运动时，身体对氧气的需求急剧增加，但肺部却像被堵住了风口的风箱，不能及时供应足够的氧气，呼吸急促得如同拉风箱一般“呼哧、呼哧”作响。这让他们在各种体能活动中败下阵来，体能仿佛被禁锢在了一个狭小的笼子里，无法释放。

肥胖无情地剥夺了儿童们在体能世界里自由驰骋的权利，让他们在运动的舞台上黯然失色。它就像一片乌云，遮住了孩子们健康成长的阳光。所以，家庭、学校和社会各界都应该行动起来，拿起“健康饮食”和“规律运动”这两把利剑，与肥胖这个“大反派”展开殊死搏斗，帮助孩子们夺回属于他们的体能乐园，让每一个孩子都能在充满活力与欢笑的运动天地里茁壮成长，绽放出属于他们自己的光彩。

（吴严玮）

（十二）肥胖的心灵也需瘦身——不容忽视的心理问题

胖孩子每当站在镜子前，看到自己不同于其他小伙伴的体型，他们很难对自己的外貌感到满意，甚至会产生强烈的厌恶感。这种对自身形象的不满，往往会像一颗种子，在内心深处生根发芽，逐渐演变成自卑情绪，影响他们与他人的正常交往。

肥胖的孩子常常在社交舞台上扮演着尴尬的角色。在集体活动中，他们害怕成为拖累，担心被队友嫌弃，这种自卑心理如同藤蔓般在心底肆意蔓延。就像一只渴望飞翔却因体重而被困在地面的小鸟，只能眼睁睁看着同伴们在天空翱翔。在个人比赛中，他们或在犹豫和自我怀疑中错过参与的机会，又或因为自卑而发挥不佳，从此更加远离人群，性格也愈发内向孤僻。而且，相当一部分肥胖儿童有被霸凌的经历。他们时常会被调皮的同学模仿，在运动或游戏过程中被故意排挤，甚至会被起一些侮辱性的外号，种种行为就像锋利的剑刃，无情地伤害着他们幼小的心灵。长期处于这样的恶意环境中，孩子的自尊心严重受挫，甚至可能产生厌学情绪，把学校视为痛苦的源泉，而不是学习知识的乐园。

不仅如此，肥胖还会影响孩子的自我认知和自信心。看着镜子中那个身材臃肿的自己，他们很难对自己产生正面的评价。在面对新的挑战时，内心深处的不自信会让他们首先选择退缩。他们会觉得自己不够优秀、不够吸引人，进而错过许多成长和锻炼的机会。这种自我否定的心理一旦形成，就如同陷入了一个恶性循环的怪圈，越不自信就越不敢尝试，越不尝试就越难以获得成功的体验，从而进一步打击自信心。

家庭环境在肥胖儿童心理塑造过程中扮演着关键角色。有些家长过度关注孩子的体重，总是在孩子面前强调减肥的重要性，甚至采取一些极端的措施，如让孩子过度节食、强迫孩子进行高强度运动等。这会让孩子觉得自己是因为肥胖而不被父母喜爱，产生被嫌弃的感觉，从而加重心理负担。相反，如果家长能够给予孩子足够的关爱和支持，鼓励他们健康生活，帮助他们树立正确的价值观，那么孩子就更有可能以积极的心态面对肥胖问题，努力克服困难。

肥胖对儿童心理的影响是多方面且深远的。作为家长、老师和社会大众，我们应该给予肥胖儿童更多的理解、关爱和支持，帮助他们驱散心理上的阴霾，让他们同样健康快乐地成长。

（吴严玮）

第四章　预防肥胖的健康秘籍

一、了解孩子的成长密码

（一）体格监测有技巧——身高体重的科学测量

孩子的身高和体重是反映生长发育的“晴雨表”。科学测量是守护孩子健康的第一步，对预防和管理肥胖具有重要意义！但你知道吗？早晚不同时间测量身高会相差1～2cm，饭后称体重可能让数值“膨胀”0.5kg！下面我们来看看测量儿童身高、体重都有哪些方法和技巧！

1. 身长／身高测量攻略

（1）0～3岁婴幼儿的仰卧位测量法（见图4-1）

1）工具：带固定头板和滑动足板的卧式测量床。

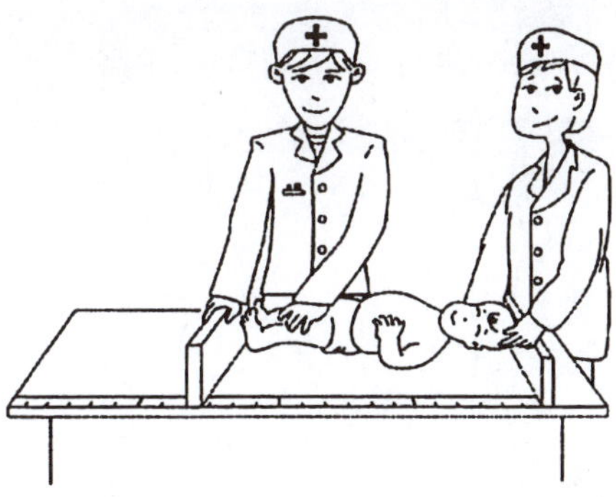

图4-1　婴幼儿身长测量

（来源：WS/T 424—2013《人群健康监测人体测量方法》）

2）测量三步骤：

脱衣：脱去鞋帽、厚衣，仰卧于量板中线。

测量：测量者固定婴幼儿头部使其接触头板，两耳在同一水平线上，两侧耳廓上缘与眼眶下缘的连线与量板垂直。

读数：测量者左手压膝，让婴幼儿双腿伸直，右手滑动足板使之紧贴双足跟，当两侧标尺读数一致时读取数据（精确到 0.1cm）。

（2）3 岁 + 儿童的立位测量法（见图 4-2）

1）工具：立式身高计（带垂直立柱 + 可滑动水平头板）

2）测量姿势

脱鞋摘帽，取立正姿势，挺胸收腹，两臂自然下垂，脚跟靠拢，脚尖分开约 60° 双膝并拢挺直。

脚跟 - 臀部 - 肩胛三点紧贴立柱，头部保持正立位置。

双眼平视前方，眼眶下缘与耳廓上缘保持在同一水平，下颌微收。

测量者手扶滑板轻轻向下滑动，直到底面与儿童头颅相触，测量者视线与滑板底面齐平，读数（精确到 0.1cm）。

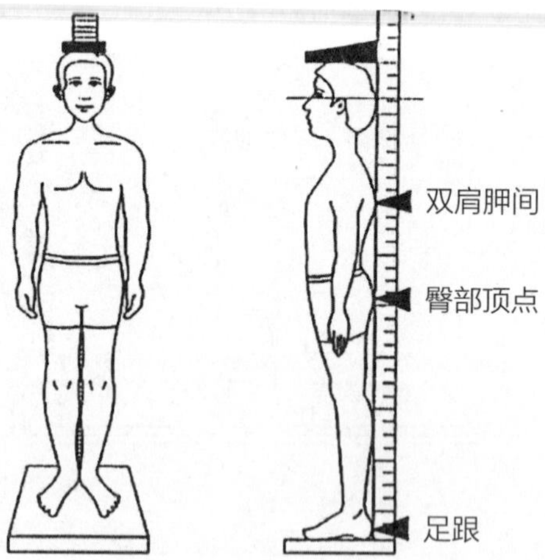

图 4-2 身高测量

（来源：WS/T 424—2013《人群健康监测人体测量方法》）

（3）精准身高测量秘诀

1）固定测量官：家庭场景可选定一人担任“固定测量师”。

2）晨光行动：早晨身高比晚上多 0.5～1.5cm，建议固定时间测量，比如每次都是早晨 8：00。

3）工具专一：尽量使用同一仪器，不宜用伸缩性较大的软尺测量。

4）姿势克隆：每次测量都让孩子保持统一正确的姿势。

2. 体重测量攻略

（1）工具：0～2 岁建议用婴幼儿专用体重秤；2 岁以上用经计量认证的儿童体重秤。

（2）测量六步骤

校零：测量前体重秤要校正，读数归零。

空腹：婴幼儿测量前 1 小时停止喂食；儿童以清晨、空腹、排泄完毕的状态最佳。

温暖：室温 25℃打造专属测量温室。

脱衣：脱去鞋帽和外衣，仅留单衣单裤（冬季可用已知重量的“毛毯”包裹婴幼儿）。

称量：婴幼儿需平稳放置在体重秤中央，确保四肢不接触其他物品；儿童双脚平稳站立于体重秤中间，安静时测量。

读数：待刻度盘指针稳定后，读数（精确到 0.01kg）。

（陈祝秀　史晓燕）

（二）监测内脏脂肪的利器——腰围测量

腰围是评估儿童向心性肥胖和代谢风险的重要指标。如何正确测量这个藏在衣服下的“甜甜圈”呢？

1. 腰围测量

（1）工具：软尺。

（2）最佳时机：测量时最好选择早晨空腹或餐后 2 小时。

（3）找准“黄金分割点”：测量腰围可不是随便一圈了事！12 岁以下的孩子，可以选择肚脐上方 2cm 的位置为测量平面。12 岁以上的孩子，我们要找到“肋弓下缘”“髂嵴”和“腋中线”这三个解剖学标志（见图 4-3），双侧腋中线肋弓下缘和髂嵴连线中点位置就是测量平面。

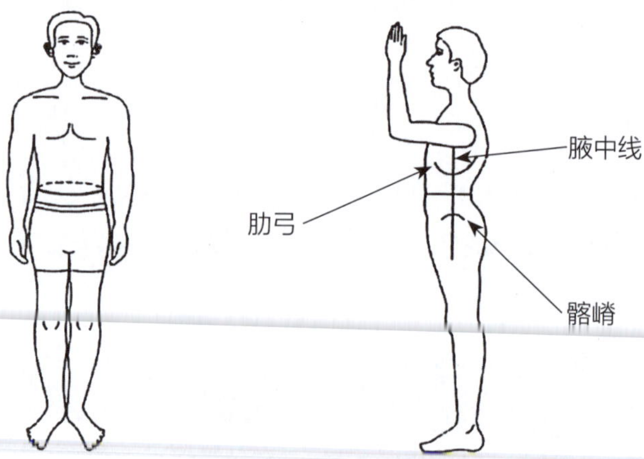

图 4-3　腰围测量

（来源：WS/T 424—2013《人群健康监测人体测量方法》）

（4）测量三部曲

标准站姿：让孩子像小树一样笔直站立，两眼平视前方，自然均匀呼吸，腹部放松，双臂自然下垂，双脚并拢，充分裸露肋弓下缘与髂嵴之间测量部位，在双侧腋中线肋弓下缘和髂嵴连线中点处做标记。

测量方法：将软尺轻贴皮肤，经过双侧标记点，绕腰一周，软尺不能太松，也不能太紧。

精准读数：在孩子平静呼气末读取数值，精确到 0.1cm。重复测量一次，两次结果相差不超过 1cm。如符合要求，就取平均值作为最终结果。

2. 解读腰围密码

（1）百分位数法：根据 WS/T 611—2018《7 岁～18 岁儿童青少年高腰围筛查界值》，不同性别儿童青少年年龄别腰围第 75 百分位数（P_{75}）作为儿童青少年正常腰围高值，第 90 百分位数（P_{90}）作为高腰围界值点，提示儿童存在向心性肥胖。

（2）腰围身高比（waist to height ratio, WHtR）：即腰围（cm）/身高（cm），研究显示，当 WHtR 超过一定预警值时，发生代谢性疾病的风险将明显增加。

WHtR 预警值：

6～15 岁男童 WHtR＞0.48；

6～9 岁女童 WHtR＞0.48；

10～15 岁女性 WHtR＞0.46。

因此，重视腰围管理，可帮助我们发现潜在健康问题并及时采取相应干预措施，是儿童健康管理的重要一环。

（陈祝秀　史晓燕）

（三）生长发育的神奇地图：生长曲线图

1. 什么是生长曲线　生长曲线图是一种记录儿童身高和体重随时间变化的工具，它通常包括多个百分位线，表示儿童随年龄变化的身高体重的分布情况，如 0～3 岁儿童的身高、体重生长曲线（见图 4-4，图 4-5）。通过将孩子的实际生长数据与这些百分位线进行比较，可以评估孩子的生长速度是否正常。世界卫生组织研究发现，连续监测 12 个月的生长曲线，能提早 6～9 个月发现发育异常，就像给孩子的成长装上了“GPS”。

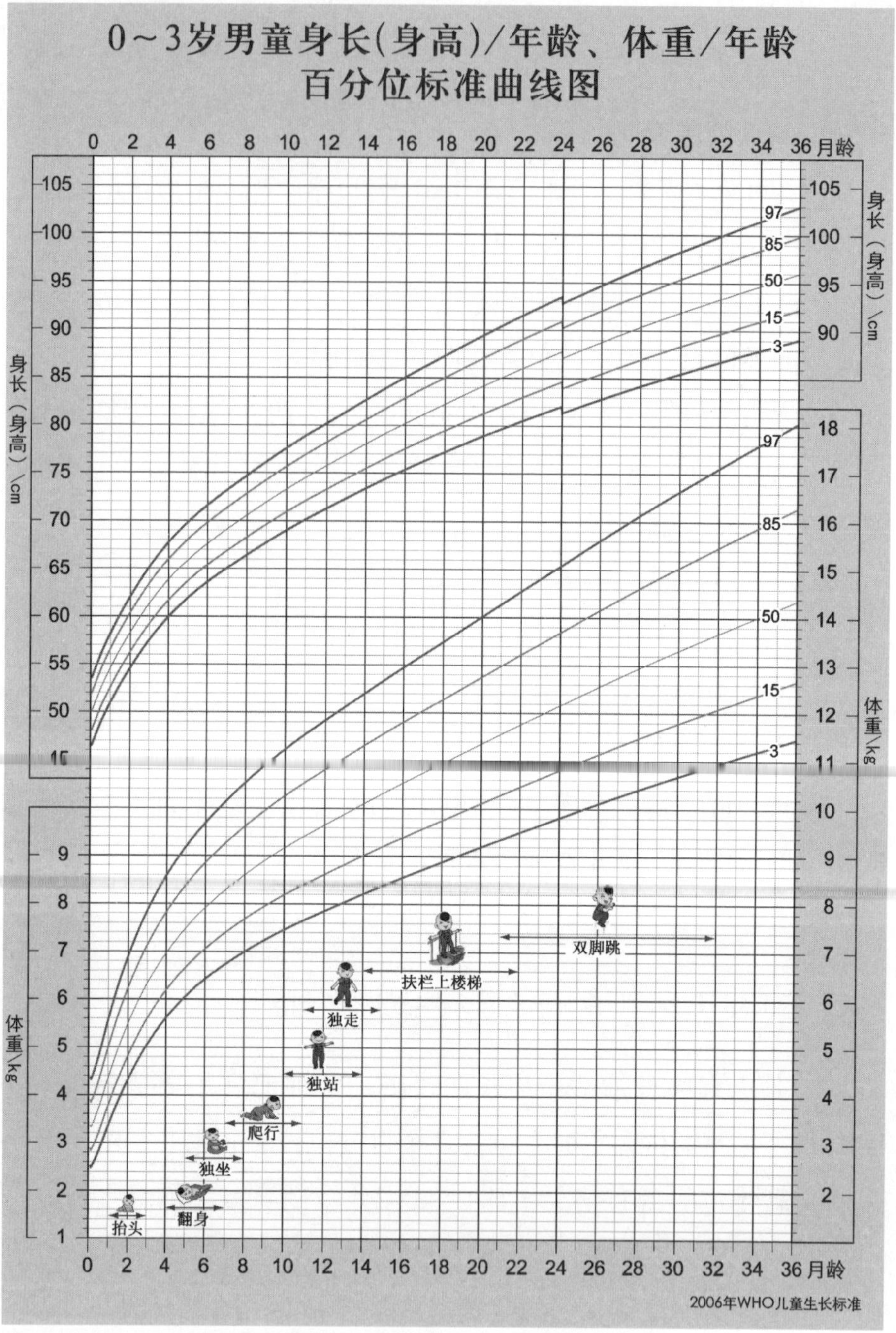

图 4-4　0~3 岁男童生长发育监测图

（来源：WS/T 479—2015《0~6 岁儿童健康管理技术规范》）

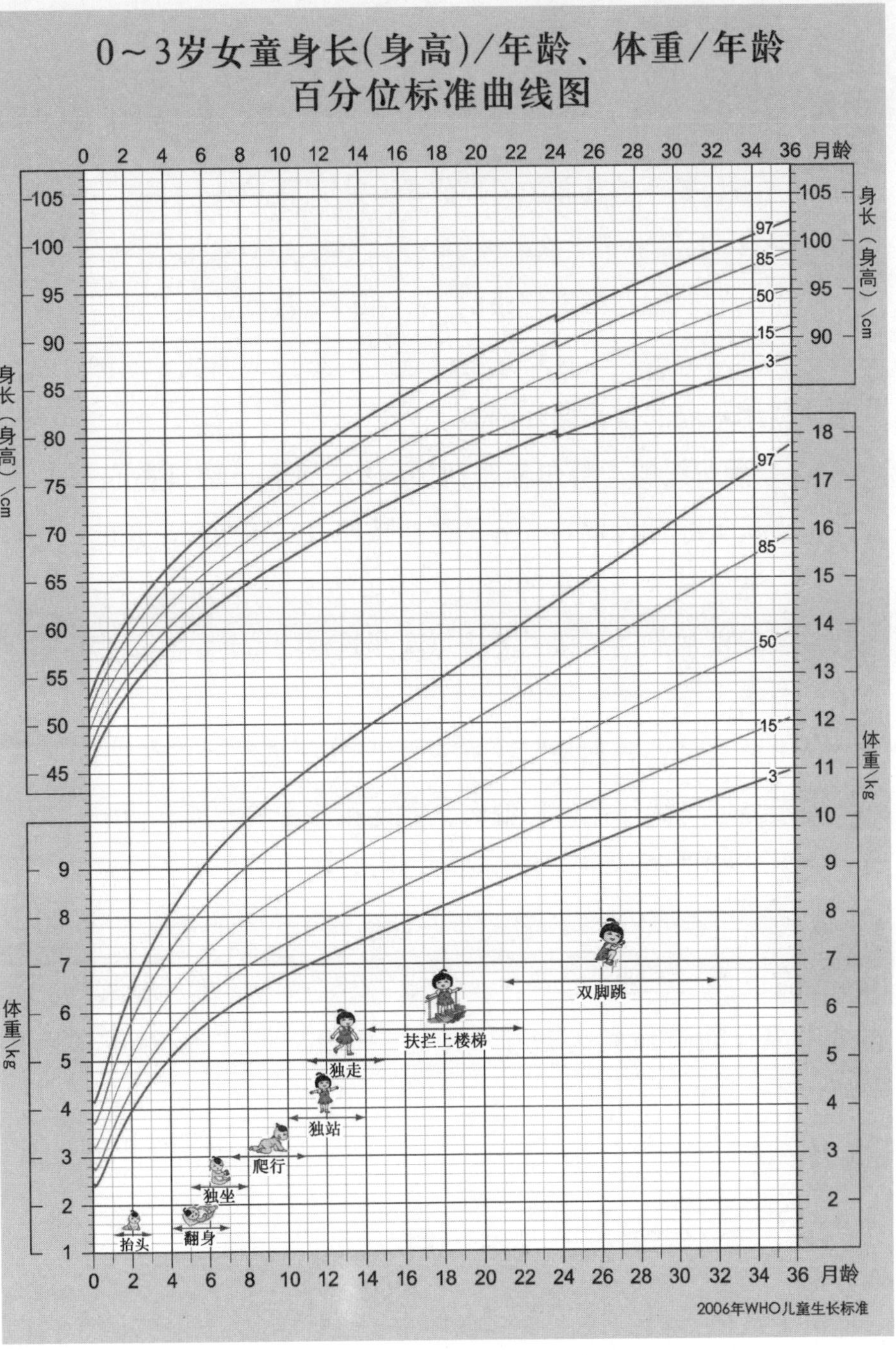

图 4-5　0～3 岁女童生长发育监测图

（来源：WS/T 479—2015《0～6 岁儿童健康管理技术规范》）

2. 绘制专属成长档案

（1）标准测量：按本章第一节所述方法进行标准身高和体重测量，并记录测量时间。

（2）测量频率：建议 0～1 岁可每月测量 1 次，1～3 岁每季度 1 次，3 岁以上每半年 1 次。

（3）绘制曲线：根据记录的年龄和体格数据，在标准生长曲线图表中找到对应的点，并将这些点连接起来形成曲线。不同性别的儿童应使用不同的生长曲线图表。

3. 看懂曲线的“莫尔斯密码” 孩子的生长受到遗传、环境、营养、疾病等综合因素的影响，严格按照某一条曲线生长的孩子并不多见。通常认为，孩子的身高、体重测定值落在曲线 P_3～P_{97} 之间都是属于正常范围。除了关注每次测量点的位置，还要观察孩子的生长曲线走势。

（1）单点预警：如果某次测量的点落在曲线 P_3～P_{97} 的跑道之外，提示孩子可能存在生长偏离，需要积极查找原因。

（2）轨迹追踪：把每次测量点连成线，就是孩子专属的“成长地图”。若孩子的成长轨迹与生长曲线图上的主百分位曲线相比，出现平台波形➝、跳水轨迹↘或陡峭爬升↑都应积极查找原因。尤其是当成长轨迹偏移超过了 2 条主百分位线，应及时寻求医生帮助。

（陈祝秀　史晓燕）

（四）镜子里的我——如何正确看待自己的身体

镜子是孩子们的第一本“立体百科全书”，2 岁左右的小探险家们会惊讶地发现：这个光洁平面里，竟藏着和自己同步做鬼脸的“影子朋友”。

1. 儿童身体认知的“黄金期”和令人担忧的“镜子焦虑” 3～12 岁是身体意象形成的关键期，这个阶段形成的身体态度将影响孩子终身的心理健康。2023 年《中国儿童发展报告》显示：9～12 岁儿童中，58% 对自己的体型不满意，34% 的女生曾因外貌产生焦虑情绪，男孩肌肉焦虑现象较 5 年前增长 120%。这些数据像镜子上的雾气，提醒我们要给孩子擦亮认知的“心灵镜片”。

2. 打破扭曲的“哈哈镜” 研究发现，如果每天接触 30 张以上经过修饰的容貌照片，那么人对自己身体的满意度会下降 40%。

随着孩子长大，他们开始注意到身体上的差异。有的孩子可能拥有丰满的体型，有的则相对瘦削；有的孩子个子高挑，有的则小巧玲珑。家长平日里要教育孩子们理解身体的多样性，认识到每个人的身体都是独一无二的，值得被尊重和爱护。可以引导孩子关注身体的健康和功能，而非仅关注外貌。比如，一起参加体育活动，让孩子体验到运动带来的快乐和健康感，从而更加重视身体的功能性而非外观。

同时，定期做好孩子的身高、体重记录，通过均衡饮食、适量运动，保持匀称的生长速度。

（陈祝秀 史晓燕）

二、揭秘食物的能量密码

（一）吃与动的数字游戏：能量平衡法则

人体其实就像一个巨大的“工厂”，食物中的碳水化合物、脂肪和蛋白质就可以看作“燃料”，通过代谢过程“燃烧”后产生能量，从而驱动机器运转，维持人体生长发育以及从事各种身体活动。能量的国际学单位是焦耳（J），而在营养学领域，千卡

（kcal）是最广泛使用的能量单位，1kcal = 4.184kJ。

人体能量的最主要来源就是食物，而消耗的途径主要包括基础代谢、食物热力作用（即食物本身的摄入、消化、转运及吸收的过程需消耗的能量）以及身体活动，在儿童青少年群体中还有一条特殊的消耗途径，即生长发育进程。

其中，身体活动消耗能量的可控性更强，因此通过调整进食和运动量，达到“吃动平衡”，可以有效地平衡能量的摄入与消耗。当摄入的能量大于消耗的能量时，即工厂内的“原料”过多，多余的能量会转化为脂肪堆积在体内导致肥胖和各种代谢并发症的发生，而且各种生产“废料”比如尿酸等也会“爆仓”，污染人体环境，加重各个系统器官“机器”的负荷。只有当“原料”和“产能”持平，即摄入的能量与消耗的能量相等时，工厂才能正常运转，人体的体重和体脂会保持相对稳定，有利于维持健康状态。例如，摄入一块100g的五仁月饼所产生的能量相当于成年男性慢跑1小时所消耗的能量（见表4-1）。因此，通过合理安排饮食和保持规律运动等方式来实现“吃动平衡”，根据体重和身体成分的变化情况，及时调整食物摄入量和身体活动量，有助于预防肥胖和相关疾病，且不影响儿童青少年正常的生长发育，是维护健康的大智慧。

表4-1　常见食物消耗产生能量与体力活动消耗能量对比

食物种类（100g可食部分）	产生能量 / kcal	体力活动	消耗能量 /（kcal·标准体重$^{-1}$·10min^{-1}）	
—	—		男（66kg）	女（56kg）
米饭	118.5	上楼	88	74.7
馒头	229.1	慢跑	77	67.3

续表

食物种类（100g 可食部分）	产生能量 / kcal	体力活动	消耗能量 /（kcal · 标准体重 $^{-1}$ · 10min $^{-1}$）	
—	—		男（66kg）	女（56kg）
薯片	553.5	跳绳	88	74.7
巧克力	588.9	羽毛球	49.5	42
月饼（五仁）	433.8	篮球	66	56

数据来源：《中国居民膳食指南（2022）》《中国食物成分表标准版（第 6 版）》。

（韩琰）

（二）胖从口入——揭秘高能量美食

中国有句古话叫“民以食为天”，受悠久历史和传统文化的影响，中国人民对于食物的研究层出不穷，但各种新的食物加工方法、食品添加剂也增加了许多“胖从口入”的风险。

人体能量的主要来源是食物，其中碳水化合物、蛋白质和脂肪是三大供能物质，而蛋白质在人体中主要起到“钢筋”的作用，即参与细胞和组织的构成，以及参与系列生化反应，不是最主要的供能物质，因此我们所说的高能量美食主要是富含糖类和脂肪的食物。那么常见的“高能量食物”有哪些呢？（见图 4-6）

1. **各类糕点、甜品**　首先这一类食物的主要原料就是富含淀粉的面粉、糯米粉等，而且为了增加风味需要加入大量的白砂糖、黄油、猪油、奶油等，制作过程中为了酥脆口感常常还需经过油炸，更是吸饱了脂肪，因此它们是典型的高能量食物。

2. **各类油炸食物**　典型代表是炸鸡、薯条、薯片、油条、油饼等。

3. **一些零食、饮料**　如糖果、巧克力、果冻、坚果等。另外，果干蜜饯在制作过程中为了中和水果本身的酸味以及有利于保存，

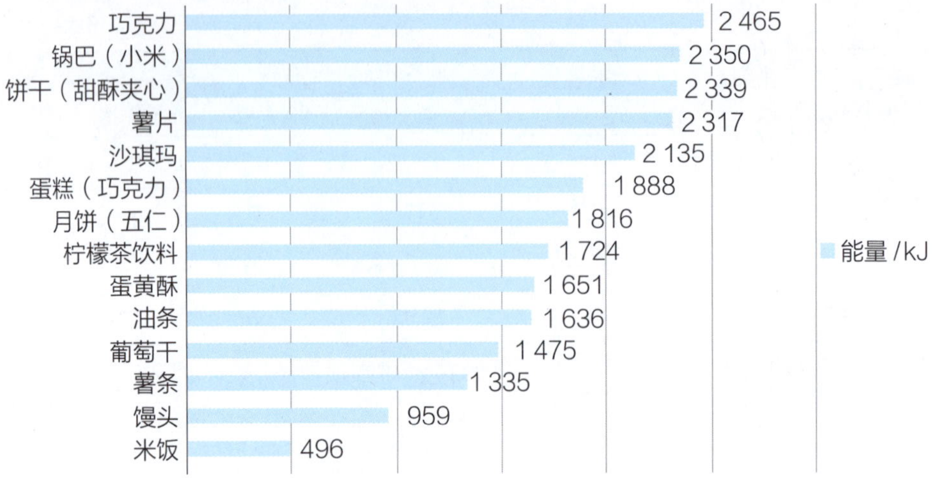

图 4-6　常见高能量食物

注：食物以 100g 可食用部分为例。
数据来源：《中国食物成分表标准版（第 6 版）》。

会加入大量的糖腌制。种类繁多的饮料也是“重灾区”，其中加入了大量的白砂糖、果葡糖浆等甜味剂。

4. 传统中式菜肴　比如回锅肉、红烧肉、糖醋排骨等。

高能量美食偶尔解馋无妨，但长期过量食用危害大。易导致能量摄入远超身体消耗，多余能量转化为脂肪堆积，引发肥胖，增加患糖尿病、心血管疾病、高血压等慢性病风险。且高糖食物不利牙齿健康，油炸物产生的反式脂肪酸也有损身体机能。了解这些高能量美食“能量密码”后，日常饮食应合理把控，浅尝辄止，搭配蔬果、谷物等，均衡膳食，在舌尖享受与身体健康间寻平衡。

（韩琰）

（三）食物中的甜蜜陷阱——揭秘隐形糖

我们的日常饮食几乎离不开糖，糖可以使菜肴更加鲜美，也可以让大脑传递“愉悦”的信号。而有一些食物，它们虽然不像糖果或甜点那样有明显的甜味，但却蕴含大量的“隐形糖”，让我们在不知不觉中摄入大量的糖分，对我们的健康构成了潜在威胁，是名副其实的“糖衣炮弹”。这些糖分主要来源于食品加工过程中添加的蔗糖、果糖、葡萄糖、高果糖玉米糖浆、葡萄糖浆等，以及部分天然食品中的淀粉转化而来。

首先，日常主食藏着糖。像白米饭、馒头、面条等精制谷物，进入人体后经消化会转化为大量葡萄糖，快速升高血糖。相较之下，糙米、燕麦等全谷物含更多膳食纤维，消化吸收慢，升糖作用缓和。土豆、胡萝卜、芋头等块茎类蔬菜，虽然本身不含甜味，但富含淀粉，经过消化会转化为葡萄糖，也属于隐形糖的一种，需适量摄入。

其次，超市零食多有“隐形糖”陷阱。酸奶本是健康之选，可市售不少酸奶为了口感加大量蔗糖、果葡糖浆，喝一瓶就相当于吃进去约 5 块方糖。山楂片、话梅等果脯以及水果罐头酸甜可口，制作时加大量糖腌制，含糖量超 60%。酱汁调料也含糖，比如番茄酱、烧烤酱、沙拉酱等，烹饪时稍放一点，糖就积少成多。例如，普通番茄酱含糖量约 20%，为菜肴添风味时，糖也随之下肚。饮料更是“重灾区”。

长期过量摄入隐形糖，危害不少，容易引发龋齿，增加肥胖风险，还会增加糖尿病、心血管疾病发病概率，影响代谢健康。看清“隐形糖”，管住嘴，才能享受健康饮食，迈向健康生活。

（四）揭开重口味的面纱——食物中的隐形盐

多数人知晓做菜放盐调味，却少有人留意日常饮食里隐匿的“隐形盐”。它们无声潜伏，过量摄入会悄然损害健康，会升高血压，让我们的心脏和血管“生锈”，增加心脏病、卒中发病风险；

还会让肾脏“过载”，影响其排泄与调节功能。那么“隐形盐”都躲在哪些食物里呢？让我们来揭开它们的面纱！（见表 4-2）

表 4-2　常见高盐食物

食品种类	常见食物
加工肉类	火腿、香肠、腊肉、培根等
调味品	酱油、蚝油、豆瓣酱、鸡精等
烘焙、膨化食品	面包、饼干、挂面、薯片
蔬菜制品	咸菜、榨菜、海苔
果脯蜜饯	猪肉脯、话梅

生活常见的加工肉类首当其冲，像火腿、香肠、培根，为延长保质期、增添风味，制作中会加入大量盐分腌制、熏制，吃一根香肠摄入盐分可能就逼近甚至超出每日推荐量（不超 5g）的一半。

调味品也是藏盐“高手”。酱油、蚝油每 100ml 含钠量高达 15g，生抽、老抽做菜稍多放些，无形间盐分就过量；鸡精、味精虽能提鲜，但其主要成分谷氨酸钠含钠，大量用在汤羹、炒菜，积少成多让钠摄入飙升；豆瓣酱、甜面酱等用来拌面、蘸食，盐分同样惊人。

另外，烘焙食品也有“隐形盐”踪迹。面包、饼干、挂面为求口感与韧性，制作时会加盐，看似不咸，实则在不经意间增加了钠摄入。尤其一些咸味饼干，含钠量远超想象。蔬菜制品里，咸菜、榨菜自不必说，腌制时大量用盐防腐，是高盐食物代表；即便经脱水处理的蔬菜干，加工环节为保风味也添了盐，像海苔，薄脆可口，可吃多了钠摄入量易超标。还有一些零食如果脯蜜饯、肉脯肉干、膨化食品、咸味坚果等，其实都是小小的身体里蕴藏着大大的“盐分”！

防范隐形盐，要巧用妙招。选购食品细察营养标签，“钠”含量是重点关注对象，数值高就要谨慎；烹饪少用加工半成品、多以新鲜食材为主，巧用葱姜蒜、醋、柠檬汁等天然调味料替代部分盐；在外就餐，主动要求低盐菜品，少吃腌制、卤制小吃。把控隐形盐摄入，为身体“减盐”。

（韩琰）

（五）身边的“能量炸弹”——食物中的隐形油

在我们的日常饮食中，油脂是不可或缺的一部分，它不仅为食物增添风味，还是人体最重要的“燃料”。有些油脂“光明正大”，比如炸鸡、薯条等油炸食品。但还有一种油脂，它们隐藏在我们日常食用的许多食物中，不易被察觉，却让我们在不知不觉中摄入更多的脂肪，这就是所谓的“隐形油”。

1. 第一大类“隐形油”炸弹，就是各种可以榨油的原料，例如绝大多数的坚果类、椰肉等。虽然坚果当中的脂肪大部分是有利于减少心血管疾病发生的“好脂肪”不饱和脂肪酸，但仍不能忽略它们的脂肪总量。20 粒花生米或 40 颗葵花子或 2 个核桃的脂肪含量就相当于 10g 植物油（约 1 勺油）的脂肪含量（见图 4-7）。因此需适量摄入坚果，切不可贪嘴。

2. 烘焙烘烤类糕点和零食，尤其是各种酥皮点心、饼干、薯片、手抓饼，甚至于打着“低脂零食”名号的粗粮饼干，制作过程中需要加入大量的猪油、黄油以达到酥脆的口感，而面粉就像是一块“海绵”，把油全部吸收进去藏起来，让你无形之中摄入大量的脂肪。

3. 各种酱料，如沙拉酱、芝麻酱、蛋黄酱等。蔬菜沙拉是现在很“时髦”的减脂方式之一，然而低脂的蔬菜穿上了沙拉酱的外衣后，“身价”立马上涨数倍，每 100g 沙拉酱竟含有高达 78g 的脂肪！

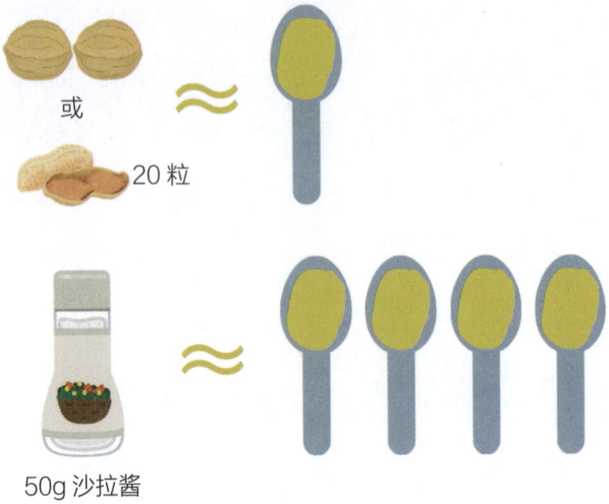

图 4-7　常见食物中的“隐形油”

注：以一勺色拉油≈10g 为例。

（来源：《中国食物成分表标准版（第 6 版）》）

4. 各种看似健康的加工豆制品，如豆泡、腐竹、豆腐皮等，因为这些豆制品往往需要经过油炸处理，且烹饪过程中也更容易将汤汁中的油脂吸附在表面。例如，100g 腐竹的能量相当于 4 碗米饭，因此豆制品更建议选择豆腐、百叶等低能量食物。

为了减少隐形油的摄入，我们可以采取一些简单的措施。比如，尽量选择新鲜的食材自己烹饪，减少对加工食品的依赖；在购买食品时，仔细阅读营养成分表，了解食品中的油脂含量；选择低脂或无脂的替代品，比如使用酸奶代替沙拉酱；以及采用健康的烹饪方式，如蒸、煮、烤等，减少油炸和煎炸的使用。通过提高对隐形油的认识，并采取相应的措施，我们可以更好地控制油脂的摄入，从而维护我们的健康。

（韩琰）

（六）看懂食品标签，认清食物真面目

在超市的货架上，琳琅满目的食品包装上印满了各种信息，这些信息如同食品的“身份证”，揭示了食品的真实面貌和营养价值。然而，对于大多数消费者来说，这些标签上的文字和数字往往如同天书，难以解读。现在我们就来学习一下如何看懂食物标签，帮助您认清食物的真面目，做出更健康的选择。

食物标签通常包括商品名、配料表、生产厂家、生产日期、保质期、贮存条件、净含量、营养标签等内容。在阅读食物标签时应着重注意以下几个部分：

1. **配料表**　列出了食品的所有成分，包括主要原料及其中的食品添加剂。配料表中的各种成分是按照含量从高到低的顺序排列的。通过查看配料表，我们可以了解食品的主要成分是什么。例如，酸奶和乳酸菌饮料都是酸酸甜甜的奶，乳酸菌饮料的配料表排首位的是水，而酸奶排首位的是生牛乳，其营养价值的差别可想而知（见表 4-3）。

表 4-3　风味发酵乳 vs 乳酸菌饮品

食品名称	风味发酵乳	活菌型乳酸菌饮品
配料表	生牛乳≥80%，果酱（草莓、桑葚）、白砂糖、食品添加剂（羟丙基二淀粉磷酸酯、乙酰化二淀粉磷酸酯、明胶、单硬脂酸甘油酯、果胶、安赛蜜、三氯蔗糖）、保加利亚乳杆菌、嗜热链球菌、嗜酸乳杆菌、植物乳杆菌	水、白砂糖、脱脂奶粉、葡萄糖、食用香精、干酪乳杆菌

2. **营养成分表** 提供了食品中各种营养成分的含量，包括能量、蛋白质、脂肪、碳水化合物、钠、钙等，及其占营养素参考值（nutrient reference value，NRV）的百分比——即每单位重量食品中营养素含量占一天总推荐量的百分比。每100g固体食物中含量大于30%NRV，或每100ml液体中含量大于15%NRV，说明含量较高。

比如，每100g沙琪玛的能量是2 145kJ，营养素参考价值是26%，市面上一枚沙琪玛约30g，也就是说吃下一枚沙琪玛就相当于吃下了一天总能量的8.7%，与两碗米饭所提供的能量相近。而它的营养素参考价值最高的是脂肪，提示这是一种高脂肪食物，肥胖以及高血脂人群不推荐食用（见表4-4）。

表4-4 某品牌沙琪玛营养成分表

项目	每100g	营养素参考值%
能量	2 145kJ	26%
蛋白质	6.5g	11%
脂肪	30.6g	51%
碳水化合物	52.7g	18%
钠	245mg	12%

3. **生产日期、保质期和贮存条件** 这些信息分别告诉消费者“我是什么时候出生”“我能活多久”以及“我适合住在哪儿”，是判断食品新鲜度和安全性的重要依据。

【小贴士】

解读食物标签

（1）警惕添加剂：配料表中列出的添加剂可能对人体健康产生

不良影响。常见的添加剂包括防腐剂、色素、香精等。尽量选择添加剂少的食品。

（2）比较不同品牌：同一类食品的不同品牌之间，营养成分和配料可能存在较大差异。购买时，可以比较不同品牌的食物标签，选择更符合健康需求的食品。

（3）注意分量单位：营养成分表中的各项数据通常是以每100g或每份为单位给出的。在购买食品时，要注意查看分量单位，以便准确了解食品的营养成分含量。

俗话说“知己知彼，百战不殆”，看懂食物标签是做出健康饮食选择的重要前提。通过仔细阅读和理解食物标签上的信息，我们可以更加明智地选择食品。

（韩琰　史晓燕）

（七）零食红绿灯——让孩子的零食柜“绿色通行”

在儿童的成长过程中，零食是他们无法抗拒的“诱惑”之一。然而，面对琳琅满目的零食选择，孰好孰坏，如何引导孩子们做出科学、健康的选择，成为许多家长和教育者关注的重点。在这里，我们引入一个有趣而实用的概念——“食物红绿灯”，通过形象的比喻，帮助儿童学会区分哪些零食是健康的绿灯食品，哪些是应适量食用的黄灯食品，以及哪些是需要限制摄入的红灯食品。

食物红绿灯是一种将食物按照营养价值和对健康的影响进行分类的方法（见表4-5）。绿色代表健康、营养丰富的食物，可以经常食用；黄色代表营养价值一般或含有较高糖分、脂肪的食物，应适量食用；红色则代表营养价值低、能量高或含有较多不健康成分的食物，应限制摄入。

表 4-5　食物红绿灯

红灯食物 （限制摄入）	黄灯食物 （适量摄入）	绿灯食物 （推荐摄入）
糖果：奶糖、水果糖、巧克力等 膨化食品：薯片、虾条、雪饼、爆米花、锅巴等 油炸食品：炸鸡、薯条、烤肠等 饮料：奶茶等含糖饮料 甜品：蛋糕、甜甜圈、冰淇淋、夹心饼干 果脯蜜饯：葡萄干、桂圆干、芒果干、山楂干等	奶制品：全脂牛奶、奶酪、原味酸奶 原味坚果：杏仁、核桃、巴旦木、松子、瓜子、腰果、花生等 高能量水果、果汁：香蕉、榴莲、菠萝蜜、枣、椰子 饼干：全麦饼干、苏打饼干等	蔬菜：黄瓜、番茄、胡萝卜等 低能量水果：苹果、猕猴桃、葡萄、柚子、草莓等 奶制品：低脂 / 脱脂牛奶、无糖酸奶 豆制品：豆腐干、豆浆等

【小贴士】

如何引导儿童科学选择零食?

（1）树立榜样：家长应以身作则，选择健康的零食，避免在孩子面前食用红灯零食。

（2）合理安排：将零食安排在两餐之间，避免睡前食用，以免影响正餐食欲和睡眠质量。

（3）适量原则：即使是绿灯零食，也应控制摄入量，避免过量导致能量过剩。

（韩琰）

三、管住嘴——合理饮食

（一）选对食物烧对菜——没有坏食物，只有坏吃法

家里有个“小胖墩”，怎么让他吃得营养又健康，成了许多家长头疼的问题。食物种类繁多，家长们常常陷入误区，比如认为孩子胖就是营养过剩，于是盲目地减少肉类摄入，甚至让孩子饿肚子，结果不仅没瘦下来，反而影响了孩子的健康和学习。

其实，没有坏食物，只有坏吃法。从营养学角度来看，每种食物都有其独特的营养价值。中国居民膳食指南建议，饮食要多样化，做到平衡膳食。膳食宝塔将食物分为五大类：谷薯杂豆类、蔬菜水果、畜禽鱼蛋奶、大豆和坚果，以及烹调用油和盐。

谷薯杂豆类主要富含碳水化合物、多种微量元素和膳食纤维，是人体供能的主要来源，但是如果摄入过多，会导致能量过剩，脂肪囤积。因此肥胖超重的小朋友要限制谷类的摄入，但是很多小朋友就会吃不饱，这时候就可以加点粗粮，粗细搭配吃，这样既能保证能量又能增加饱腹感。粗杂粮是膳食纤维、微量营养素和植物化学物的良好来源。不同颜色的蔬菜水果提供的营养素略有不同，建议多选择颜色较深的品种，如深绿色蔬菜、红色水果等。

鱼禽肉蛋等动物性食物富含优质蛋白质、脂肪和脂溶性维生素，大豆、奶及其制品富含蛋白质和钙，有利于儿童生长发育，对于肥胖超重小朋友来说，要适当提高这类食物的摄入量，但不是说都能吃哦，动物性食物鱼虾类是首选，其次可以选择纯瘦肉，但是像肥肉、动物的皮、动物内脏这类的尽量少选用，腐竹、素鸡等能量较高的豆制品也尽量少吃，奶类推荐脱脂奶或者低脂奶。

烹调用油和盐是日常饮食中不可或缺的调味品，但过量摄入会增加肥胖和慢性病的风险。建议选择植物油，如橄榄油、菜籽油

等，并控制每日盐摄入量在 5g 以下。

除了要选对食物，烹调方式也至关重要，原则要清淡少油、少盐、控糖，一般选择蒸煮、急火快炒等方式，不建议选择煎炸、烧烤、火锅等方式。

（府霞敏）

（二）婴幼儿的胖墩防御战——如何喂养避免早期肥胖

白白胖胖的小朋友常常是奶奶辈的心头好，所以婴幼儿阶段的肥胖经常会被忽视，但婴幼儿的营养与喂养对体格生长、智力发育、免疫功能等近期及远期健康持续产生至关重要的影响。那么，如何避免婴幼儿过度喂养，打赢这场“胖墩防御战”呢？要做到以下几点：

1. **母乳喂养** 天然的“防胖盾牌”，母乳是婴儿最理想的食物，尤其是6月龄内的婴儿。研究表明，母乳喂养不仅能降低儿童肥胖风险，而且喂养的时间越长，效果越显著。2005 年的一项荟萃分析显示，与配方奶喂养相比，母乳喂养可降低远期肥胖风险 13%。2019 年的一项全球研究也证实，与纯母乳喂养至少 6 个月相比，从未母乳喂养或者母乳喂养低于 6 个月的儿童发生肥胖的风险更高。对于 0～6 月龄婴儿建议采用回应式喂养，即根据婴儿的需求灵活调整喂养频率。新生儿胃容量小，胃排空快，因此需要频繁哺乳；随着月龄增长，胃容量增大，喂养间隔可逐渐延长至 3 小时左右，逐步形成规律喂养模式。

2. **辅食的添加** 时机和方式都很关键，满 6 月龄后，单纯母乳喂养已无法满足婴儿的营养需求，此时必须添加辅食。辅食添加的最佳时机是 6 月龄，过早添加辅食会增加儿童期和成人期肥胖风险。辅食应从富含铁的泥糊状食物开始，如肉泥、米糊等，逐步引入其他食物。辅食添加的原则是：由少到多、由稀到稠、由细到粗。每次只添加一种新食物，适应 2～3 天后再引入另一种。随着婴儿的咀嚼和消化能力增强，逐渐从泥糊状食物过渡到颗粒状、半固体或固体食物，如烂面、肉末、碎菜等。重要的是，提倡回应式喂养，尊重孩子的食欲，不强迫进食。

7～24 月龄一日膳食安排：

早上 7 点：母乳。可逐渐添加其他食物。

早上 10 点：母乳。可逐渐添加水果或其他点心。

中午 12 点：各种辅食。逐渐增加食物种类，增稠、增粗辅食质地，可尝试家庭食物，鼓励自主进食。

下午 3 点：母乳。可逐渐添加水果或其他点心。

下午 6 点：各种辅食。逐渐增加食物种类，增稠、增粗辅食质地，可尝试家庭食物，鼓励自主进食。

晚上 9 点：母乳。

必要时，夜间母乳一次。

3. 定期监测体格指标 6 月龄内婴儿应每月测一次身长、体重、头围；7～24 月龄每三个月测量一次身长、体重、头围等体格生长指标，选用 WS/T 423—2022《7 岁以下儿童生长标准》。可定期连续测量体格生长指标并绘制成生长曲线，当婴幼儿的生长曲线在儿童生长标准的第 3 和第 97 百分位之间（P_3～P_{97}）或 Z 评分 -2～+2，并与儿童生长标准的中位线平行时，均为正常。

（府霞敏）

（三）平衡膳食配方——儿童青少年的健康食谱

儿童青少年处于生长发育重要时期，健康饮食至关重要。很多家长就会问：“孩子怎么吃才算健康？”答案其实很简单——平衡膳食！它是儿童青少年正常生长发育和健康的基石。那么，什么是平衡膳食呢？它可不是随便吃吃就行，而是根据营养科学原理、我国居民膳食营养素参考摄入量以及大量科学研究成果设计的。简单来说，就是通过合理搭配食物，满足不同年龄、不同能量需求的孩子对营养和健康的需求。

平衡膳食的秘诀可以用两个词概括：食物多样和合理搭配。

1. **食物多样** 种类全，品样多。食物多样是平衡膳食的基础。就像搭积木一样，只有种类足够多，才能搭出稳固又漂亮的“营养大厦”。具体来说，食物可以分为五大类：谷薯类：包括谷类、全谷物、薯类和杂豆；蔬菜和水果；动物性食物：包括畜肉、禽肉、鱼、蛋、奶和大豆类和坚果；烹调油和盐。需要注意的是，每种食物富含的营养素均不相同，没有任何一种天然食物能提供孩子所需的全部营养。因此，建议每天摄入 12 种以上的食物，每周摄入 25 种以上，这样才能确保营养全面。

2. **合理搭配** 种类和重量的科学分配。合理搭配是平衡膳食的保障。就像乐队需要指挥一样，食物的种类和重量也需要科学分配。中国居民平衡膳食宝塔就是这一原则的直观体现：谷薯类是能量的主要来源，应占每日食物摄入的最大比例。蔬菜和水果提供丰富的微量营养素，每天都要吃够。动物性食物和大豆类提供优质蛋白质，但要注意适量。烹调油和盐则是调味品，用量要严格控制。

图 4-8～图 4-11 是不同年龄阶段儿童青少年的平衡膳食宝塔，可以作为孩子一天食物量的参考（并不是说每天都要吃到宝塔内的量，而是一段时间内平均每天吃的量能达到就行）。

总之，平衡膳食是孩子健康成长的“营养密码”。只要掌握食物多样和合理搭配的原则，就能为孩子打造一份科学又美味的健康食谱！

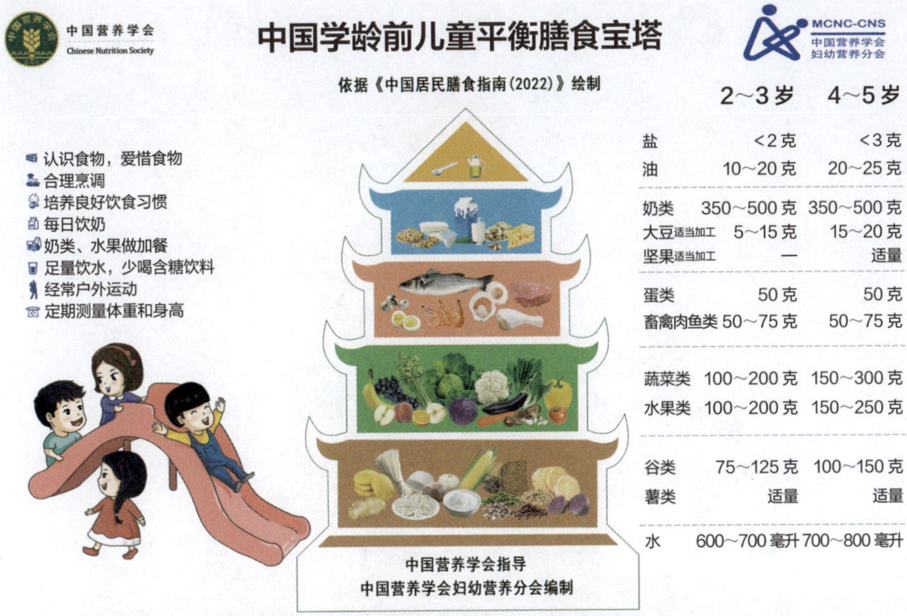

图 4-8　中国学龄前儿童平衡膳食宝塔

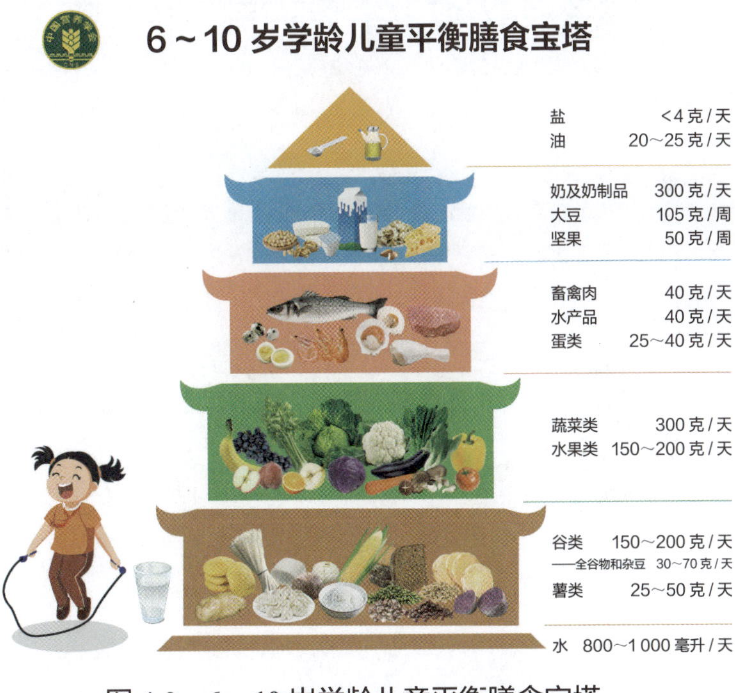
6～10岁学龄儿童平衡膳食宝塔
盐　<4克/天
油　20~25克/天
奶及奶制品　300克/天
大豆　105克/周
坚果　50克/周
畜禽肉　40克/天
水产品　40克/天
蛋类　25~40克/天
蔬菜类　300克/天
水果类　150~200克/天
谷类　150~200克/天
——全谷物和杂豆　30~70克/天
薯类　25~50克/天
水　800~1 000毫升/天

图 4-9　6～10 岁学龄儿童平衡膳食宝塔

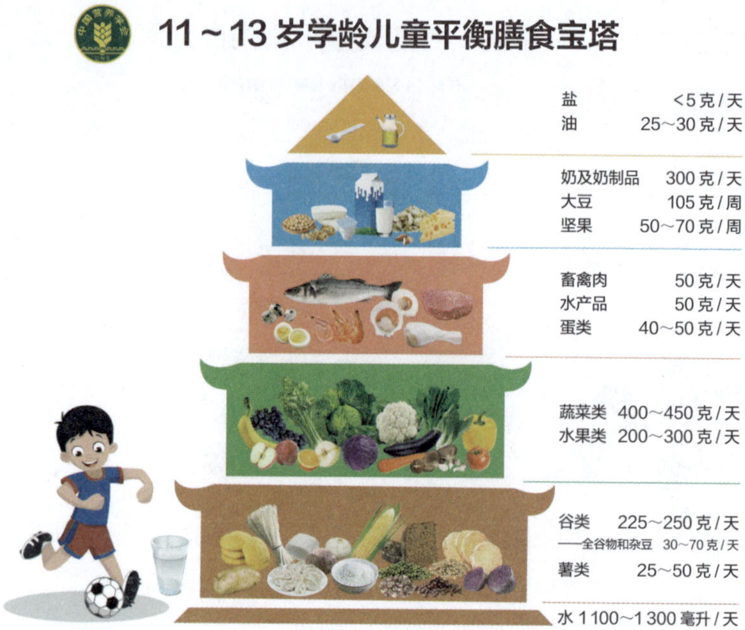

图 4-10 11～13 岁学龄儿童平衡膳食宝塔

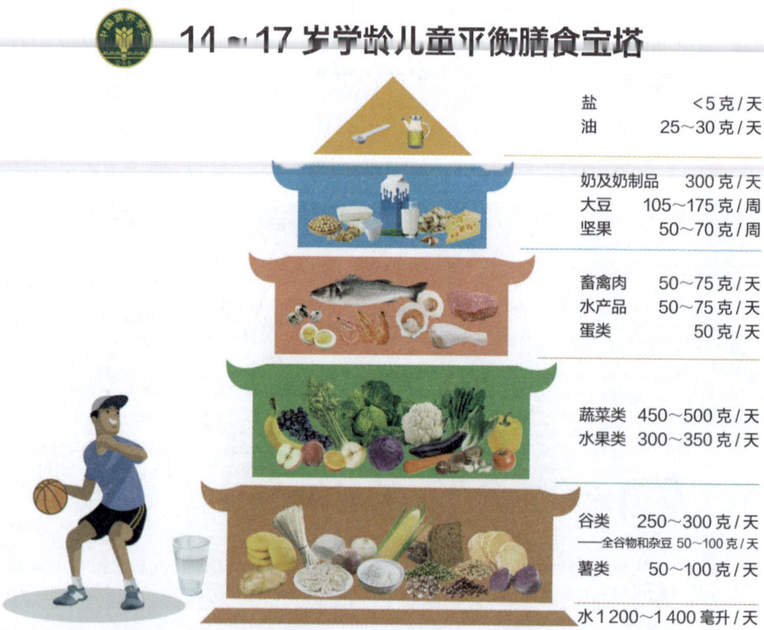
14～17 岁学龄儿童平衡膳食宝塔
盐 <5 克 / 天
油 25～30 克 / 天
奶及奶制品 300 克 / 天
大豆 105～175 克 / 周
坚果 50～70 克 / 周
畜禽肉 50～75 克 / 天
水产品 50～75 克 / 天
蛋类 50 克 / 天
蔬菜类 450～500 克 / 天
水果类 300～350 克 / 天
谷类 250～300 克 / 天
——全谷物和杂豆 50～100 克 / 天
薯类 50～100 克 / 天
水 1 200～1 400 毫升 / 天

图 4-11 14～17 岁学龄儿童平衡膳食宝塔

（来源：中国营养学会）

（府霞敏）

（四）控制食量的小技巧——如何让孩子吃得刚刚好

儿童青少年处于生长发育的重要阶段，平衡膳食、合理营养是生长发育的基础，然而，有些家长会感到困惑，孩子已经是超重或者肥胖的状态了，要控制饮食，吃少了怕影响生长发育，吃多了体重又超标，到底该怎么办呢？其实，只要掌握一些小技巧，就能让孩子“吃得刚刚好”，既不影响生长发育，又能控制体重。

1. **定时定量** 规律饮食，避免暴饮暴食。孩子的饮食需要规律化，定时定量是关键。每天固定三餐时间，避免随意加餐或跳过正餐。家长可以根据孩子的年龄和活动量，合理分配每餐的食物量。例如，早餐占全天能量的25%～30%，午餐占30%～40%，晚餐占20%～30%。这样既能保证营养摄入，又能避免过量进食。

2. **细嚼慢咽** 给肠胃一点时间。很多肥胖超重的小朋友五分钟就干完一顿饭，而且吃的量还不少，这种狼吞虎咽的吃法不仅容易导致过量进食，还会增加胃肠负担。要让孩子养成细嚼慢咽的好习惯，每口食物多嚼几次，给胃肠道反应的时间，不仅能够帮助消化，减轻胃肠道负担，还能让孩子在吃到七八分饱的时候及时停止进食，达到吃得刚刚好的程度。

3. **吃饭顺序** 先吃蔬菜，再吃肉类和主食。调整吃饭顺序也能有效控制食量。建议让孩子先吃蔬菜，再吃蛋白质类食物（如鱼、肉、蛋），最后吃主食。蔬菜富含膳食纤维，能增加饱腹感，减少对高能量食物的摄入。这样的顺序不仅能控制食量，还能保证营养均衡。

4. **加餐选择** 低能量，高饱腹感。有些孩子在两餐之间会感到饿，这时可以适当加餐，但食物的选择很重要。蔬菜和水果是理想的加餐选择，它们体积大、能量低，既能增加饱腹感，又不会摄入过多能量。比如一根黄瓜、一个苹果，都是不错的选择。避免选择高糖、高脂肪的零食，如薯片、蛋糕等。

5. 小份量餐具 视觉上的“刚刚好”。研究发现，用不同大小的盘子盛菜，多盛 20% 和少盛 20% 很难区分开来；在允许自由添饭的情况下，盘子里一次盛的东西越少，那吃的数量也就越小，家里可以买容量较小的餐具，方便小朋友控制食物的量。

其实还有很多的小技巧，比如饭前可以喝点水，能减轻饥饿感，减少吃饭的量；吃饭的时候不看电视等，家长可以在这些细节上入手，帮助小朋友更好地控制食量。

（府霞敏）

四、迈开腿——科学运动

（一）运动秘籍——儿童健康体重的日常运动需求

每日至少 60 分钟的中等到高强度运动。

根据《中国儿童青少年身体活动指南》，健康的 6～17 岁儿童每天应进行至少 60 分钟的中等到高强度身体活动。这包括每周至少 3 天的高强度运动，如跑步、游泳等，以及增强肌肉和骨骼的活动。

推荐的运动不仅包括传统的体育活动，还应结合伸展性、弹跳性、全身性和户外性等多种类型的活动。例如，快走、骑车、球类运动等都是很好的选择。

运动还能够给孩子带来很多惊喜，除了对体重的管理，适量的身体活动还被发现与学业成绩和心理健康有正向相关关系。例如，2014 年的一项调查显示，中高强度运动时间与心理健康有独立的正向相关关系，运动充足的学生心理问题发生率更低。

面对现在学业重，时间紧的事实情况，我们该做出哪些改变，来确保孩子的运动时间呢?

1. **限制电子视屏时间**　除了保证足够的运动时间外，儿童每日的电子视屏时间应限制在 2 小时内，以减少持续久坐带来的健康风险。

2. **课间适当活动**　学校应当鼓励学生在课间进行适当的体育活动，避免长时间静坐对身体造成不利影响。

3. **家庭和学校共同努力**　家长和教育者应共同为孩子创造一个有利于身体活动的环境，通过提供多样化的运动项目和设施来激发孩子的运动兴趣。

4. **定期监测与调整**　定期监测（4～6 周）孩子的身体活动水平和体格指标（身高、体重等），并绘制生长曲线，根据实际情况调整运动计划，确保达到最佳的健康管理效果。

（夏愚伟）

（二）榜样的力量——家长引领孩子的运动日常

言传身教就是要一起动起来：把周末的家庭日变成“运动日”，比如一起去公园踢足球、骑自行车或者举行一场家庭迷你马拉松。这样不仅能锻炼身体，还能增进家庭成员之间的感情。多向孩子展示健康生活的魅力：在餐桌上多放些水果和蔬菜，少一些油炸食品，让孩子看到健康饮食同样美味。同时，保证每晚按时睡觉，早上精神饱满地迎接新的一天。

1. **要有合理的目标**　比如每个月至少去爬山一次，或者每周游泳两次。重点是要和孩子一起制订计划，在合理的范围内，让孩子主导制订计划，并坚持执行。

2. **要有积极且真诚的鼓励**　当孩子完成一项运动任务时，给予他们真诚的赞美和拥抱，让他们感受到成就感。当然物质奖励也是必不可少的，可以设立一些小奖励，比如每坚持一周的运动就获得一个小奖品，但坚决不能使用零食当作奖励；或者达到某个运动目标后可以得到一次特别的户外活动机会。适当分享一些“自己”当年往事：讲述或编撰一些自己小时候的运动经历，或者分享一些名人通过运动改变生活的励志故事，激发孩子的运动热情。

3. 养成习惯 是长期保持的基础，要建立固定的运动时间，每周固定几个时间段作为全家人的运动时间，比如每周三晚上是羽毛球时间，每周六上午是跑步时间。要多带孩子尝试新鲜事物：每隔一段时间尝试一种新的运动项目，比如学习滑板、攀岩或者参加舞蹈课，让运动充满新鲜感。鼓励孩子邀请朋友加入：组织一些小型的运动聚会，邀请孩子的朋友们一起来参加，增加运动的社交性和趣味性。

通过这些有趣的方式，家长不仅能够成为孩子的运动榜样，还能帮助孩子建立起终身受益的健康运动方式。

（夏愚伟）

（三）有氧与抗阻——运动界的双胞胎兄弟

有氧运动与抗阻训练在运动这个大家族中扮演着重要角色，他们长相迥异而且所擅长的本领各不相同，接下来有请他们为我们做个自我介绍：

【案例】

有氧哥哥：

大家好，我是有氧哥哥。我是一种以增加心率和呼吸频率为特点的运动方式，旨在提高身体的耐力和心肺功能。通过进行有氧运动，可以增强心血管系统的健康，改善血液循环，增加氧气供应到身体各个部位，并促进新陈代谢。

我的种类繁多，包括跑步、游泳、骑自行车、跳舞、跳绳等。您可以根据自己的兴趣和喜好选择适合自己的有氧运动项目。无论是户外还是室内，都有很多方式可以进行有氧运动。

我的特长不仅仅是身体健康方面，还包括心理健康。它可以释放身体内的压力和紧张情绪，提高心情和幸福感。此外，有氧运动还可以帮助控制体重，减少脂肪堆积，塑造身材。

我性格开朗，无论您是初学者还是有经验的运动员，我都能配合的很默契。只需要根据您的身体状况和目标来选择适当的强度和持续时间即可。记住，持之以恒地进行有氧运动才能获得最佳效果。

抗阻弟弟：

大家好，我是抗阻弟弟，你可以把我想象成一个随时待命的健身伙伴。我擅长挑战和激励你们的身体，让肌肉变得更强壮、更有力。无论你是初学者还是健身达人，我都愿意成为你忠实的朋友，帮助你实现自己的目标。

我的工作就是通过各种方式为你的肌肉提供阻力，比如哑铃、杠铃、弹力带，甚至是你自身的体重。我喜欢设计各种有趣且富有挑战性的动作，例如深蹲、卧推和硬拉，来锻炼你全身的每一块肌肉。

我非常灵活，可以根据你的身体状况和目标调整训练强度和内容。如果你感觉今天精力充沛，我可以为你准备一些高强度的训练；如果你需要恢复或者刚开始接触健身，我也可以提供一些温和的方案。

总之，我是一个充满热情和耐心的伙伴，无论你的目标是什么，我都会一直陪伴你，助你一臂之力。

希望通过我们的介绍，你能对我们基础运动两兄弟有更深入的了解，并且愿意尝试其中的一种或多种运动方式。让我们一起享受健康和快乐吧！

（夏愚伟）

（四）强度密钥——解锁儿童运动的适宜强度

判断儿童的运动强度是一个综合性的过程，需要结合多个因素进行评估。以下是一些评估标准、观察方法及注意事项（见表 4-6）。

表 4-6　主观运动等级强度量表

<table>
<tr><th>等级</th><th>主观运动感觉</th><th>运动强度分类</th><th>最大心率百分比 /%</th></tr>
<tr><td>6</td><td>安静、不费力</td><td>静息</td><td>—</td></tr>
<tr><td>7</td><td rowspan="2">极其轻松</td><td rowspan="3">非常低</td><td rowspan="3"><50</td></tr>
<tr><td>8</td></tr>
<tr><td>9</td><td>很轻松</td></tr>
<tr><td>10</td><td rowspan="2">轻松</td><td rowspan="2">低强度</td><td rowspan="2">～63</td></tr>
<tr><td>11</td></tr>
<tr><td>12</td><td rowspan="2">有点吃力</td><td rowspan="2">中等强度</td><td rowspan="2">～76</td></tr>
<tr><td>13</td></tr>
<tr><td>14</td><td rowspan="3">吃力</td><td rowspan="3">高强度</td><td rowspan="3">～93</td></tr>
<tr><td>15</td></tr>
<tr><td>16</td></tr>
<tr><td>17</td><td rowspan="2">非常吃力</td><td rowspan="3">超高强度</td><td rowspan="3">≥94</td></tr>
<tr><td>18</td></tr>
<tr><td>19</td><td>极其吃力</td></tr>
<tr><td>20</td><td>精疲力竭</td><td>最高强度</td><td>100</td></tr>
</table>

数据来源:《中国儿童青少年身体活动指南》。

1. 评估标准

（1）心率监测

最大心率估算：通常使用“220–年龄”来估算儿童的最大心率。例如，一个10岁的孩子，其最大心率大约是220–10＝210次/分钟。

运动强度划分：根据心率与最大心率的百分比，可以将运动强度划分为轻度（50%～60%）、中度（60%～70%）和重度（70%以上）。

（2）主观感受

轻松交谈：在轻度运动时，儿童应能轻松交谈，不感到气喘吁吁。

稍感吃力：在中度运动时，儿童可能会感到稍微吃力，但仍能交谈。

难以交谈：在重度运动时，儿童会感到明显吃力，难以进行交谈。

（3）呼吸频率和深度：观察儿童的呼吸是否加快或加深，以及是否出现喘息等现象，这些都可以作为判断运动强度的参考。

（4）出汗情况：轻度运动时，儿童可能只会微微出汗；而重度运动时，则会大量出汗。

2. 观察方法

（1）直接观察：在儿童运动时，直接观察其面部表情、呼吸状况、出汗情况等。

（2）交谈询问：与儿童进行简单的交谈，询问他们的感受，如是否感到累、喘不过气等。

（3）使用心率监测设备：如果条件允许，可以使用心率监测设备（如心率带、智能手表等）来实时监测儿童的心率。

3. 注意事项

（1）个体差异：每个儿童的体质和运动能力都是不同的，因此评估运动强度时要考虑到个体差异。

（2）逐步增加：对于初次接触运动的儿童，应从轻度运动开始，逐渐增加运动强度，以避免过度运动导致的伤害。

（3）安全第一：在任何情况下，都要确保儿童的安全。如果儿童在运动中出现不适或异常反应，应立即停止运动并寻求医疗帮助。

（4）持续监测：运动强度的评估不是一次性的，而是需要持续监测的过程。随着儿童的成长和运动能力的提高，可能需要调整运动强度。

综上所述，判断儿童的运动强度需要综合考虑心率、主观感受、呼吸频率和深度以及出汗情况等多个因素，并通过直接观察、交谈询问和使用心率监测设备等方法进行综合评估。同时，要注意个体差异、逐步增加运动强度、确保安全以及持续监测的重要性。

（夏愚伟）

（五）月经期间健身指南——给青春期女童的专属关怀

【案例】

一封给孩子的特殊信

亲爱的孩子：

在那个特别的日子里，你的小身体可能会感觉有些疲惫和不适。但别担心，轻柔的运动就像温暖的拥抱，可以带来舒适和放松。想象一下，你的身体是一片宁静的湖面，低强度的有氧运动如瑜伽、慢跑或散步，就像是轻轻吹过的微风，让你的身体和心灵都得到抚慰。

这些运动可以帮助你的血液循环更顺畅，减少经期的不适感。它们就像是细心的朋友，陪伴着你度过这段时光。同时，也要注意个人卫生，保持清洁，防止感染。如果感到任何不适，记得要像对待好朋友一样关心自己的身体，立即停止运动并休息。

此外，还可以尝试一些温和的拉伸运动，帮助你的身体释放紧张和压力。想象一下，你的肌肉是一群顽皮的小精灵，它们有时候会调皮捣蛋，导致身体酸痛。通过轻柔的拉伸，你可以让这些小精灵安静下来，让你的身体恢复柔软和灵活。

记住，每个人的身体都是独一无二的，所以在进行任何运动时，都要倾听自己身体的声音。如果感到任何不适或疼痛，不要勉强自己继续运动。相反，给自己一些温柔的关怀和照顾，让身体得到充分的休息和恢复。

最后，不要忘记保持良好的饮食习惯和充足的睡眠。这些也是保持身体健康和缓解经期不适的重要因素。想象一下，你的身体是一个美丽的花园，良好的饮食和充足的睡眠就像是滋润的雨露和阳光，让你的身体茁壮成长。

总之，在那个特别的日子里，用温柔和关爱来呵护自己的身体。通过适当的运动、良好的饮食和充足的睡眠，可以让自己度过一段舒适、愉快的时光。

爱你的父母

（夏愚伟）

五、预防肥胖的关键窗口期

（一）孕期的预防——出生前打下健康体重基础

在生命的序章中，每一位准妈妈都怀揣着对未来小生命的无限憧憬。从得知怀孕的那一刻起，准妈妈们的心中便充满了期待与希望，想象着孩子的模样、性格和未来。然而，除了这些美好的愿景，准妈妈们还需要关注一个重要的健康议题——如何在备孕和孕期保持适宜的体重，避免生出巨大儿为宝宝的健康打下基础。

为了宝宝的健康，孕前夫妻双方都应将自己的体重调整到正常范围，即 BMI 在 18.5～23.9kg/m² 之间，超重或肥胖的父母可能会增加孩子未来肥胖的风险。此外，备孕妈妈应从计划怀孕前 3 个月开始每天补充 0.4mg 叶酸。叶酸不仅有助于预防胎儿神经管畸形，还能通过调节母体代谢，间接影响胎儿的体重发育。摄入富含叶酸的食物，包括动物肝脏、蛋类、豆类、绿色蔬菜和坚果等。同时，坚持食用碘盐和适量摄入海产品，如海带、紫菜和贝类，可以预防碘缺乏，确保胎儿的智力发育正常。

孕早期，胎儿的生长速度较慢，孕妇的营养需求与孕前差别不大。早孕反应严重的孕妇可以少量多餐，以维持母体和胎儿的营养需求。孕中晚期，胎儿生长加速，孕妇需要增加营养摄入，每天应摄入 500g 牛奶，鱼、瘦肉和蛋类的总量应达到 150～200g，孕晚期可增至 175～225g。每周至少食用 1～2 次动物血或肝脏，以及 2～3 次海产鱼。

孕期适量的运动不仅有助于控制体重，还能改善孕妇的心肺功能，缓解孕期不适。建议孕妇每天进行不少于 30 分钟的中等强度运动，每天接受 10～20 分钟的阳光照射，可以帮助身体合成足够的维生素 D，对于无法保证日照时间的孕妇，每天可以补充 400 单位的维生素 D。同时禁烟禁酒，保持健康的生活方式和愉快的心情。

整个孕期体重增长建议控制在 12kg 左右，具体可根据孕前 BMI 水平来调整增重范围（见表 4-7）。

表 4-7　中国妊娠期妇女体重增长范围和增重推荐值

单位：kg

妊娠前 BMI 分类	妊娠期体重总增长值范围	妊娠早期体重增长值范围	妊娠中晚期每周体重增长值及范围
低体重（BMI＜18.5kg/m²）	11.0～16.0	0～2.0	0.46（0.37～0.56）
正常体重（18.5kg/m²≤BMI＜24.0kg/m²）	8.0～14.0	0～2.0	0.37（0.26～0.48）
超重（24.0kg/m²≤BMI＜28.0kg/m²）	7.0～11.0	0～2.0	0.30（0.22～0.37）
肥胖（BMI≥28kg/m²）	5.0～9.0	0～2.0	0.22（0.15～0.30）

来源：中国营养学会团体标准 T/CNSS—2021《中国妇女妊娠期体重监测与评价》。

每一位准妈妈都希望自己的孩子健康、快乐地成长，而实现这一愿望的第一步，就是通过合理的营养摄入、适量的运动以及良好的生活习惯，让宝宝拥有一个适宜的出生体重，为将来健康的体魄打下基础。

（毛广惠　史晓燕）

（二）婴幼儿期的预防——生命早期 1 000 天的喂养关

生命 1 000 天，指的是胎儿期的 280 天加上婴儿出生后的 2 年 720 天。在生命的序曲中，这 1 000 天如同一场精彩的交响乐，每一个音符都跳跃着生命的活力。这不仅是婴儿成长的黄金时期，更是预防未来健康问题的关键阶段。

母乳喂养是预防肥胖的天然“防护盾”。婴儿出生后应尽早开奶，建议至少纯母乳喂养6个月。母乳中的瘦素和乳清蛋白等成分，能巧妙调节食欲和脂肪代谢，帮助宝宝远离肥胖。更重要的是，母乳喂养让婴儿自主控制进食速度和饱腹感，避免过度摄入。

奶粉喂养的婴儿，0～6月龄每日喂养量随宝宝胃容量增加逐步加量到800～1 000ml/d；6月龄后随辅食量增加奶量逐步递减，7～9月龄每日喂奶4～6次，总量700～800ml；10～12月龄每日喂奶3～4次，总量500～700ml。冲泡奶粉时，应使用标准量勺冲泡，在观察婴儿停止吸吮或转头等吃饱信号后及时停止喂食。

婴儿满6月龄起继续母乳喂养同时及时添加辅食，辅食保持原味。2岁以下不建议进食任何添加糖的食物，2岁以上限制添加糖。建立规律的进食时间，避免过度喂养，鼓励孩子自主进食，培养饱腹感意识。

1岁以内婴儿可在家长的看护下进行多种形式的身体活动，如在地板上爬行。1～2岁幼儿每天各种身体活动建议≥180分钟，避免久坐。2岁以内不接触电子产品，避免利用视屏吸引婴幼儿达到喂食目的。

在这1 000天中，所有父母都是宝宝的守护者，我们要关注宝宝的喂养情况，定期监测宝宝的身高、体重情况，让宝宝在生命的起跑线上，拥有最坚实的基础。

（毛广惠）

（三）学龄前期的预防：良好的行为习惯受益终身

学龄前期指3～6岁的阶段，是孩子在幼儿园的快乐时光。这一时期，孩子们的身体、认知、情感和社会能力如同春日里的嫩芽，迅速而蓬勃地发展。同时，这一时期也是脂肪重聚的关键时期，是预防肥胖的关键窗口期。从学龄前期开始培养良好的饮食和运动习惯显得尤为重要。

均衡饮食是预防肥胖的基础。培养孩子每天吃早餐，多在家用餐，少吃快餐和外卖。鼓励孩子食用低能量、高营养密度的天然食物，如全谷类食物、蔬菜、水果、瘦肉、低脂鱼类、豆类等。避免含糖饮料和高度加工的高能量饮食，包括乳酸菌饮品、果汁饮料、油炸食物、烧烤食品、甜点等。在这个阶段可以逐步渗透食育教育，在日常生活中教孩子们识别健康的食物，了解食物的营养。这不仅是预防肥胖的有效方法，也是培养自我管理能力的重要一步。

运动是强壮体魄的助推器。鼓励孩子每天运动 3 个小时以上，其中户外运动至少 2 个小时。通过日常活动、亲子运动、玩耍游戏及体育运动，可以让孩子们常处于活跃状态，并在运动中找到乐趣，在运动中增强体质、茁壮成长。

充足睡眠和规律作息是健康成长的节拍器。孩子们每天的睡眠时间应达到 10～13 小时，其中包括 1～2 小时的午休。充足的睡眠能够帮助孩子们调节身体的代谢，减少肥胖的风险。

家庭的支持和榜样作用不可忽视。父母的饮食习惯、生活方式都会直接影响到孩子们。与孩子们一起参与健康的饮食和运动，不仅是全家预防肥胖的有效途径，更是增进亲子关系的桥梁。

从学龄前期开始重点培养孩子们良好的生活行为习惯，就像是在他们的生命中播下健康的种子，成为他们受益终身的财富。

（毛广惠　史晓燕）

（四）儿童青少年的预防：家校联手做好健康教育

儿童青少年阶段是孩子们从小学到高中的关键学习时期。在这个时期，孩子们的身体逐渐发育成熟，认知能力和社会技能也在不断提升。学龄期应巩固孩子平衡膳食、规律运动的好习惯，并注意监测体重，预防肥胖。

首先，家长应以身作则。规律三餐，合理选择健康零食，限制甜食、零食及含糖饮料。定时定点定量进食，食不过量，细嚼慢咽。家庭餐桌上的均衡饮食，不仅是营养的传递，更是爱的语言，建议每天摄入 12 种以上食物，每周摄入 25 种以上食物。鼓励吃水果而非果汁，鼓励喝白开水而非含糖饮料。少吃高能量的精加工食物，多吃天然的健康食物。

其次，学校是孩子们健康教育的重要园地。学校应提供有利于儿童从事身体活动的时间、空间与设备器材。通过体育课和课外活动，让孩子们在运动中找到乐趣，收获体能和自信。儿童青少年每天的运动时间应该在 1 小时以上，以全身有氧运动为主，每周至少 3 天高强度的运动。避免久坐，每天接触电子屏幕的时间应该在 2 小时以下，并且越少越好。同时应保证儿童充足的睡眠，6～12 岁每日 9～12 小时睡眠，13～18 岁每日 8～10 小时睡眠。

预防肥胖需要家校联手，共同营造健康体重的家庭环境和学校环境。学校组织定期的健康教育讲座、家长会和健康检查，都是家校合作的重要环节。定期给孩子进行体重监测，发现体重增加过快时，应引起重视，及时调整。通过系列健康科普活动，家长和老师可以更好地沟通孩子们的健康状况，及时调整健康计划，确保孩子们的健康得到最有效的保障。

（毛广惠　史晓燕）

六、多方协作、多措并举防治肥胖

（一）家庭的肥胖防线——家庭如何成为健康先锋

家庭是孩子饮食习惯和生活方式养成的主要场所，孩子们每天吃爸爸妈妈做的饭，饮食和生活行为习惯也学习模仿父母，因此家庭在肥胖防控中扮演着非常重要的角色，儿童肥胖的防控需建立以家庭为基础的策略。为了守住基本防线，在家庭中应当做到：

1. **保证家庭共餐，提供健康食物**　家庭是儿童获得食物的第一场所，应倡导尽量在家就餐。家长应提供低能量、营养密度高的食物，如新鲜蔬菜水果、全谷物、奶制品等；减少提供高能量、营养密度低的不健康食物，如油炸食品、含糖饮料等，增加蔬菜、水果和全谷物的比例。家长需教育孩子了解不同食物的营养价值，鼓励他们选择健康的食物选项。

2. **父母以身作则，鼓励和支持儿童健康行为**　父母（及同住的爷爷奶奶等）应以身作则，提高自身的营养健康素养，鼓励和支持儿童健康行为的养成。可以组织家庭一起参加的身体活动，如快走、慢跑、打球、共同家务劳动等；同时减少家庭中手机、电视、平板等电子产品的易得性，限制儿童视屏时间，尽可能减少儿童久坐时间。

3. **使用参与、鼓励、说服、结构化为特点的权威性喂养模式**　根据家长对儿童的要求以及儿童的行为响应，家庭喂养模式一般分为高要求高响应的权威模式、高要求低响应的专制模式、低要求高响应的宽容模式。其中权威型喂养模式是一种具有控制性但又比较灵活的喂养方式，也可称之为民主型。父母应当对儿童提出合理的要求，并说明原因，说服儿童从内心理解并愿意遵从指导。同时家长也应了解儿童的需求，开放地讨论健康问题，鼓励孩子表达自己的感受和挑战，共同寻找解决方案。

4. 定期体检，及时寻求指导 定期体检，婴幼儿监测身长、体重，绘制生长曲线；儿童及青少年监测身高、体重和体重指数。可在儿童保健科或营养科定期评估随访并寻求专业指导。

通过这些措施，家庭可以有效地帮助孩子预防和控制肥胖，为他们的健康未来打下良好的基础。同时，家长作为孩子的榜样，也应该践行健康的生活方式，与孩子一同成长。

（王雨雯）

（二）校园的健康课堂——托幼机构和学校如何打造防治肥胖的堡垒

18 岁之前，儿童一天之中大多数时间都是在学校度过的，同学间的互动，老师的教育和管理，使得学校成为儿童肥胖防治的重要场所。

1. 制定及实施营养健康政策 我国于 2017 年发布《学生餐营养指南》，适用于为中小学提供早餐、午餐或晚餐的学校食堂或供餐单位。学校可以在该指南的基础上，结合青少年所处地区、年龄阶段、营养需求、发展特点等，请营养学专家设计相应的营养餐规范，明确中小学生营养餐中蛋白质、脂肪、碳水化合物、维生素、微量元素等的结构占比，为儿童提供健康的校园餐。同时，学校可联合教委出台并执行相关规定，限制不健康食品的供应，创建校园支持性环境。

2. 增强健康教育课程 设立专门的健康教育课程，向学生传授关于营养和健康生活方式的知识。在这些课程中，可以通过互动教学、角色扮演和团体讨论等形式，使学生了解不良饮食带来的后果，并鼓励他们尝试改变饮食习惯。有条件的托儿所及幼儿园可以种植蔬菜水果，开设食物制作教程，让儿童通过实践了解和认识食物，增加对蔬菜和水果的喜爱，从而增加对蔬菜水果的摄入量。

3. **教职人员以身作则**　老师不使用零食和饮料作为奖惩儿童的手段。鼓励教职员工休息时间做户外活动，和儿童一起运动。文化课老师不占用课间、课外活动时间，鼓励学生课间进行丰富多彩的活动，以减少久坐时间。

4. **提升体育教学**　学校优化体育课程的设计，确保每周有足够的体育课时，并引入不同类型的体育活动以吸引学生参与。学校应当配备足够的运动场地及运动设施，并定期安排专业人员对设备进行检修，以保证其安全性（应当注意，托儿所及幼儿园应当提供适合儿童特点的运动设施）。

5. **学校合理供餐**　学校应当配备具有专业资格证的营养师，根据相应政策及指南，设计相应年龄段的带量食谱，提供营养均衡的校园餐，并保证校园餐实际的用量和带量食谱一致。对食堂供餐人员进行培训，改善做菜的方式和口味，适当用油、糖、盐，营养美味两手抓。建立老师陪餐制度，监督并鼓励儿童吃完食物。

6. **限制小卖部及自动售卖机不健康食品供应**　中小学应当限制小卖部及自动贩售机售卖高脂肪、高糖、高盐的食物，保证坚果、纯牛奶、新鲜水果的供应；提供充足的符合卫生标准的饮用水，保证儿童在学校、幼儿园可以便捷地饮用到足量的白水。

（王雨雯）

（三）社区的健康联盟——利用社区资源共同防治肥胖

社区环境，尤其是家庭和学校周边的食物售卖环境和建成环境，可能会影响儿童食物选择以及身体活动水平，从而影响体重。因此，我们需要通过建设支持性社区食物支持环境，规划社区建成环境，提升社区人文环境，以此增加健康食物的可获得性，改善儿童的身体健康活动水平，达到促进儿童超重肥胖的防控目的。

1. 社区的食物支持性环境 社区的食物支持性环境，包括食品商店的数量、类型和分布、健康食物的价格。研究显示，学校所在社区内农场集市（一般提供新鲜蔬菜水果）的密度越高，小学生肥胖率越低；而快餐店（常提供高能量食物）的密度越高，中学生的肥胖率越高。另一项研究显示，家至学校的道路及周边500m以内的快餐店数量与学龄期儿童腰围成正相关。因此，建议在学校及家庭所在社区，减少快餐店数量，增加售卖新鲜水果蔬菜的超市和自由市场数量，降低儿童获得高脂肪高能量等不健康食物的便利性，增加健康食物的可获得性。

2. 社区建成环境 社区建成环境，指在一定地理空间范围内能够影响个体食物选择和身体活动的城市规划环境。和儿童肥胖相关的社区建成环境包括社区内（家庭和学校周边）食品店、公园、街道、人行道的数量、类型、距离和分布等，这对儿童食物选择和身体活动促进具有重要作用。一项涵盖20项研究关于建成环境对中国儿童青少年（≤17岁）身体活动及超重肥胖影响的系统综述显示，骑行道、步行道、机动车较少和居住密度较低的城市设计可能会促进儿童身体活动水平，防止肥胖发生。因此，在规划社区建成环境时，需要以儿童身体活动需要和健康导向，尽可能多地规划公园、球场、骑行道、步行道，为儿童提供足够的场所和设施进行身体活动。

3. 社区人文环境 社区及居委会可联合物业，发挥主观能动性，通过办社区活动、讲座、印发宣传册等形式，向居民普及儿童肥胖的危害、健康饮食和运动的重要性。鼓励居民成立社区儿童健康俱乐部或小组，发挥协同效应，让小区的“小胖墩”们形成健康团体一起减肥。居委会联合社区医院，定期举办肥胖筛查活动，为儿童及家长提供免费的咨询服务。

（王雨雯）

（四）肥胖防治之盾——全面普及肥胖防治知识的健康教育

普及儿童肥胖防治知识的健康教育是一个系统性、多层次的工程，需要多方面的努力和合作，以科学、趣味和可操作的方式传递健康理念。

1. 明确教育目标

（1）提高认知：让家长、儿童及相关人群了解肥胖的成因、危害及防治措施。

（2）改变行为：引导儿童养成健康饮食、规律运动的习惯。

（3）消除偏见：避免污名化肥胖儿童，强调健康体态而非单纯体重数字。

2. 针对不同群体的教育策略

（1）面向儿童：趣味化、互动化。将肥胖知识纳入学校课程，通过动画、绘本、角色扮演等方式教授营养与运动知识；举办校园活动如趣味运动会、健康食谱创作比赛等实践，寓学于行；开发互动 App 或小程序，让孩子们记录饮食及运动打卡，用虚拟奖励激励孩子完成运动目标。

（2）面向家长：实用性与参与感。邀请营养师、儿科医生开展营养讲座，教授如何搭配三餐、识别食品标签；通过微信群分享健康知识，推送“超市购物指南”；指导家长避免用负面语言评价孩子体型，关注健康而非体重。

（3）面向教师与学校：制度化支持。为教师提供肥胖预防的培训，融入跨学科教学（如数学课计算食物能量）；确保每日体育活动时间，避免占用体育课；改善食堂餐食结构，减少油炸食品和高糖饮料供应。

（4）社区与社会：营造支持性环境。社区组织免费健康筛查、亲子运动日，联合超市开展“健康食品促销”；在社区公园设置健康知识展板，标注常见运动消耗的能量；政府限制校园周边高糖高脂食品广告，推动食品标签清晰化；大力促进公共体育设施建设（如免费儿童篮球场、步行道）。

3. 创新传播方式

（1）新媒体：制作短视频（如“一分钟看懂小胖如何养成”），通过一些平台传播。

（2）文化渗透：在儿童爱看的节目间歇投放公益广告，融入健康饮食的理念；营造儿童健康 IP 形象（如健康小超人），强化儿童记忆。

（3）案例分享：邀请成功减肥或改善生活方式的孩子家庭现身说法，增强说服力。

在进行健康教育时，需要注意：

1）确保信息的准确性和科学性，避免传播错误或误导性的信息。

2）避免制造焦虑：强调健康的生活方式而非“瘦即美”，防治儿童产生身体羞耻。

3）联合医院、学校、公益组织形成长期合作机制。

（王雨雯）

（五）网络智取——协助家庭解锁获取健康体重的知识宝库

家庭可以从网络中获取健康体重的知识，通过多种途径来确保信息的可靠性和实用性。

1. 权威健康网站

（1）国家卫生健康委员会：提供权威的规范性文件、指南解读，包括体重管理及肥胖防控。

（2）中国疾病预防控制中心营养与健康所：发布专业的体重管理知识和研究成果，并设有营养健康咨询平台（包括营养健康科普中心及营养状况测评指导）。

（3）中国营养学会：提供膳食指南、营养科普等，帮助了解健康体重和饮食，可查阅《中国居民膳食指南》《中国食物成分表》等。

2. 在线课程与讲座

（1）利用在线教育平台上的健康与营养课程，学习科学的体重管理方法。

（2）观看专家讲座视频，如中国健康知识传播激励计划中的微直播活动，获取实用的健康体重管理知识。

3. 社交媒体与健康社区

（1）在社交媒体平台上关注营养与运动领域的博主和机构，获取他们分享的饮食管理知识和健身模式。

（2）在短视频平台跟随健身博主或是减脂博主学习居家锻炼、健身。

（3）加入健康体重管理相关的社区或论坛，与其他家庭成员交流心得和经验。

4. 健康相关的移动应用与智能设备

（1）下载并使用健康管理类 App，记录体重数据、饮食数据，接收个性化的饮食和运动建议；下载并使用健康咨询类 App，提供健康咨询、在线问诊等服务。

（2）利用智能手环、手表等可穿戴设备监测日常活动量和能量消耗情况。

5. 专业咨询与指导

（1）三甲医院官网提供健康科普、在线咨询等服务。

（2）专业医学网站进行在线咨询与问诊。

（王雨雯）

（六）健康风尚——建立倡导健康生活方式的社会环境

肥胖的发生发展受多种因素影响，除了家庭环境、学校食物环境、社区环境外，社会环境与儿童肥胖的发生也是密切相关。政府在此需扮演主导结构，从政策落实、试点税收、限制不健康广告、推动食物标签使用、倡导企业优化配方等角度构建健康的社会环境体系，降低儿童肥胖发生的风险。

政府需要在全社会范围内，广泛倡导并营造有利于肥胖防治政策执行的支持性环境，摒弃大众对儿童肥胖已有的传统错误认知（如“小孩子越胖越可爱”的观念），提高其对儿童肥胖危害的重视程度。可落实目前已出台的各项政策的实施、分析和评估；同时建立多部门协调机制，推进儿童肥胖防控的相关工作。

欧美已有国家实施含糖饮料征税政策，结果导向看实施饮料征税可以减少能量过多摄入、控制体重、降低肥胖率，因此政府可以研究适宜税率，试点实施以减少儿童含糖饮料消费；同时政府可出台广告播放政策，与电视台合作，避免在儿童电视高峰时段播放不健康食品、饮料的宣传广告，限制其他可促进儿童对不健康食品消费的营销手段。

规范食物营养标签的使用，学校可联合营养学相关专家定期对学生及家长进行食品营养标签科普工作，这有利于消费者了解食品的营养特性，帮助家长和儿童选择更健康的食品，建立更健康的膳食模式。超市、小卖部等消费场所也可在低糖饮料或者健康食品旁树立醒目的标签，引导家长及儿童优先选购健康食品。

此外，企业应大力配合政府，主动优化食品原料配方，生产儿童健康食品，加强对儿童食品标准研究，提升儿童食品营养价值，创建可持续的儿童健康食物供应体系。

当然，社区也应当积极参与合作，鼓励社区组织健康活动，如运动会、健康讲座、烹饪课程等，增强居民的参与感和归属感。建立社区健康联盟，整合医疗、教育、体育等资源，共同推动健康生活方式的普及。

总之，儿童肥胖防控需要多领域、多部门的共同合作，各种社会角色需要通力合作，发挥各自优势，共同应对儿童肥胖这一公共卫生问题。

（王雨雯）

（七）心灵保护伞——帮助肥胖儿童应对歧视和偏见

肥胖儿童的成长道路上，除了要与嘴巴和身体的惰性做“搏斗”，还可能受到同龄人的不理解甚至嘲笑，严重者影响儿童心理健康，有抑郁和焦虑的可能性，而抑郁和焦虑也会反过来成为儿童减肥路上的绊脚石。我们可以从以下方面给予帮助：

1. 家庭支持　家长往往是孩子的第一避风港，在孩子被人嘲笑向你求助时，家长需要正确引导。需要避免采用指责、讽刺或对体重的过分关注的态度，如“多大点事，有什么好哭的？”或者“没关系的宝贝，不要在乎别人怎么看你。”家长也不应该当场暴跳如雷找人算账，或者是让小朋友以牙还牙地对骂，这样会教育出富有攻击性的孩子，长大以后会被周围人排斥，更难融入群体。家长可以这样做：

（1）安抚情绪，共情孩子：试试这样对孩子说：他这样说你很不对，你很伤心是不是？来，妈妈抱抱。

（2）正确归因，引导孩子自我肯定：引导孩子在目前处境里发现自己好的一面，改变想法，改变心情。

（3）教会孩子理智的反击策略：可以无视对方，迅速转移话题，让对面的小孩自讨没趣，逐渐放弃这种行为；或是直接表态：没礼貌的小孩才会这样笑话别人！这样的做法可以削弱对方的气势，阻止他们进一步行为。

（4）积极牵头，结交善良友好的朋友：鼓励孩子结交善良友好的朋友，互相关心，共同努力，而不是为了迎合别人不断退让，掩盖自身的想法，加剧内心的自卑，进一步诱发心理问题。

2. 学校及社会支持

学校及社区应当构建对肥胖儿童友好的环境，可通过举办讲座，开设课程等方式普及肥胖的成因、危害及治疗，学校应该制定反歧视政策，明确禁止任何形式的体重歧视和霸凌行为。同时开展健康教育课程，教育学生尊重他人，理解和接纳多样性，包括体型和外貌的差异。学校可以通过设立心理帮助小组、电话热线等为肥胖儿童及家长提供帮助，增强心理韧性。社区可联合心理专业人士组织肥胖儿童参与团体治疗活动，通过互动和分享，彼此理解接纳，形成归属感，增强社交能力。

3. 专业帮助 当然，若儿童因为肥胖已罹患心理疾病（抑郁症、焦虑症、神经性厌食等），家长应当及时主动带孩子前往医院心理科或是精神卫生科就诊，切勿讳疾忌医。了解并学习相关法律法规，如果遇到严重情况，运用法律武器保护孩子免受歧视和欺凌。

（王雨雯）

（八）深度洞察——提高社会对肥胖问题的认知和理解

提高社会对肥胖问题的认知和理解需要多方面的努力，涉及教育、媒体宣传、政策制定等多个层面。

1. **公共教育活动** 面向学生群体，学校可以组织健康讲座和研讨会，邀请医生、营养师等专业人士讲解肥胖的原因、危害及预防方法，从小培养健康意识。同时，将健康教育课程纳入课程设计，设置相应的考试，从小培养孩子对健康体重的认知，养成健康生活方式的习惯。面向已经因胖致病的“小胖墩”，医院除了进行正常诊疗行为，还可以定期举办肥胖主题的义诊。

2. **媒体宣传与报道** 利用电视、电台、报纸、杂志以及社交媒体等多种渠道，尤其是目前火遍大街小巷的短视频平台，播放肥胖的科普短片，广泛传播关于肥胖防治的知识。将青少年喜欢的作家、歌手、演员、动画 IP 与营养专业人士联合起来，发起热门话题讨论（健康饮食运动打卡活动），利用明星的光环效应，推动青少年实施群体健康行为。

3. **政策支持与引导** 目前最新版的《中国居民膳食指南》及《儿童青少年肥胖食养指南》，政府可联合学校及卫生机构大力宣传及推行，贯彻落实《“健康中国 2030”规划纲要》和《国民营养计划（2017—2030 年）》，尤其在每年 5 月的“全民营养周”及“中国学生营养日”，鼓励健康饮食和适量运动；另外可以通过提供健康食品补贴、建设公共健身设施等行为，鼓励家长选择更健康的食物。同时，参考国外政策，结合国情定点试行征收含糖饮料税、高脂肪食物税，并对符合一定健康标准的食物给予健康食品税收优惠，以此促进企业提供更健康的食物。

4. **社区参与与动员** 在社区中发放宣传手册，用简单易懂的图文介绍肥胖相关知识；开展健康促进活动，如健康走步、健康饮食烹饪比赛等；建立社区支持网络，想要减肥或保持健康体重的人互相帮助。

5. 科学研究与证据分享 国家支持关于肥胖防治的科学研究，并将研究成果转化为易于理解的信息，供公众参考；举办科学研讨会或发布会，邀请专家解读最新的肥胖防治研究和趋势。

6. 跨部门合作 卫生、教育、体育、商业等部门应协同工作，共同推动肥胖防治工作的开展；与非政府组织、企业等建立合作伙伴关系，共同开展肥胖防治项目。

儿童肥胖的防治是一个需要多部门、多层面共同合作共同促进的社会议题，希望通过综合措施的实行逐步提高社会对肥胖问题的认知和理解，减轻肥胖带来的社会和经济负担。

（王雨雯）

第五章　掌握方法科学减重

一、瘦身前的科学评估与计划

（一）减重前的体检清单——哪些指标必须查

科学减重不是盲目瘦身，而是给孩子的未来健康投保。减重的第一步就是要做好减重前的检查和评估。这些步骤不仅有助于医生判断孩子肥胖的病因，更是为定制个性化的减重计划提供依据。

1. **病史采集**　解码生活习惯。医生会通过详细询问孩子的生活习惯，来了解隐藏在生活中的体重影响因素。比如孩子的饮食喜好？每天运动多久？睡眠质量如何？有没有用过特殊药物？有没有肥胖家族史？有无其他相关疾病？心理状态怎么样，是不是压力大就想吃东西？

2. **体格检查**　揭秘肥胖程度。体格检查是评估孩子肥胖程度的重要环节。通过身高、体重、腰臀围、体成分、血压检测（见表 5-1），可精准判断孩子的肥胖程度。同时，通过系统的身体检查，有助于找出与肥胖相关并发症的身体标志，如黑棘皮、皮肤紫纹，以及鉴别有特殊体征的继发性肥胖疾病。

表 5-1　儿童血压检测适配袖带型号快速参考表

袖带型号	上臂围 /cm	年龄段 / 岁
SS	12～18	3～5
S	18～22	6～11

续表

袖带型号	上臂围 /cm	年龄段 / 岁
M	22～32	≥12
L	32～42	—
XL	42～50	—

3. **代谢筛查评估** 健康风险扫描。实验室筛查就像给孩子的身体做一次健康风险“扫描”。血尿常规、生化功能、血糖、血脂、胰岛素、肝脏超声等检查，能帮助我们了解肥胖孩子的代谢情况。

4. **内分泌评估** 激素小侦探。内分泌异常如甲减、库欣综合征等有可能是导致孩子继发性肥胖的罪魁祸首。在初步病史采集、体格检查和代谢筛查的基础上，医生会根据孩子的情况，进一步选择性检查孩子的内分泌激素和内分泌腺体。

5. **心肺功能评估** 运动风险预判。减重前给孩子做心肺功能评估，如心电图、心脏彩超、肺功能检测等，是为了更全面评估孩子心血管和呼吸系统的健康状况，确保减重过程安全，发现潜在的并发症，为孩子制订更科学、合理的饮食运动干预计划。避免不恰当的运动训练诱发心脏事件。

6. **心理行为评估** 守护心灵绿洲。肥胖儿童往往更容易发生心理行为问题，因此在减重之旅开启之前以及减重过程中，我们都需要密切关注孩子的心理状况，做好相关的心理支持和疏导。

7. **其他检查** 孩子若出现早肥胖、严重肥胖、家族遗传性肥胖病史或伴有智力发育异常、特殊体征等可能还需要检查是否有遗传代谢性疾病，必要时需进行基因分析，排查是否是遗传代谢问题引起的肥胖。

通过这七重“安检”，我们就能精准识别儿童肥胖类型及程度，避开运动雷区，制定个性化减重方案。

（陈祝秀　史晓燕）

（二）儿童减重的黄金法则——安全比速度更重要

1. 儿童减重的原则

（1）循序渐进，成长优先：孩子就像正在茁壮成长的小树苗，减重不能急于求成，首先要保障孩子的生长发育不受影响，在安全的基础上逐步改善孩子的体重和代谢状况。

（2）定制方案，精准管理：每个肥胖孩子都有自己的特殊性，比如，不同的代谢情况、饮食习惯、运动能力等，因此科学减重需要专业的儿科医生和营养师，根据孩子的个体情况量身制定出最适合的干预方案。

（3）安全第一，健康护航：儿童减肥不能采用节食、过度运动或者盲目使用减肥药物来实现快速减重。应按照医生的处方进行，确保减重过程不损害孩子的健康。

（4）全家出动，心理赋能：减重是一场持久战，因此需要全家的努力。家长以身作则，一起参与健康饮食、适量运动，并且需要密切关注孩子的情绪，多鼓励，少责备，莫让孩子因减重期间改变饮食运动习惯而产生负面情绪。

2. 儿童减重的目标

（1）合理的减重速度：孩子减肥速度多少才合适一直是家长关心的话题。美国儿科医学会于2007年发表的儿童青少年肥胖管理专家共识中根据儿童的年龄、肥胖程度和代谢风险，提出了明确的减重速度建议（见表5-2）。

表 5-2 肥胖儿童青少年减重速度推荐表

年龄	BMI 严重程度	减重速度建议
2～5 岁	P_{85}～P_{94}，无健康风险	维持体重增加速度
	P_{85}～P_{94}，有健康风险	维持目前体重或减缓体重增加速度
	≥P_{95}	维持目前体重 如果 BMI＞21kg/m^2，则可接受每月不超过 0.5kg 的减重程度
6～11 岁	P_{85}～P_{94}，无健康风险	维持体重增加速度
	P_{85}～P_{94}，有健康风险	维持目前体重
	≥P_{95}	渐进减重，以每月 0.5kg 为限
	≥P_{99}（或≥120% of P_{95}）	减重，以每周 1kg 为限
12～18 岁	P_{85}～P_{94}，无健康风险	维持体重增加速度；如已经不再长高，则维持目前体重
	P_{85}～P_{94}，有健康风险	维持目前体重或是渐进减重
	≥P_{95}	减重，以每周 1kg 为限
	≥P_{99}（或≥120% of P_{95}）	减重，以每周 1kg 为限

注：目前无儿童及青少年 BMI 第 99 百分位的标准值，因此以第 95 百分比的 120% 来估算。

（2）优化体成分，改善代谢：减重的关键是让身体成分更健康，增肌减脂同时改善代谢状态，而并非以掉秤为唯一的减重目标。

（3）习惯重塑，健康一生：成功的减重最终是生活方式的改变。通过合理饮食、运动和生活方式管理，让孩子收获健康的同时也收获自信。让孩子重塑良好的生活习惯，才能真正健康一生。

（陈祝秀　史晓燕）

（三）儿童减重的阶梯法则——从生活方式到减重手术

为了帮助 2～18 岁 BMI≥P_{85} 的儿童青少年科学减重，美国儿科医学会在 2007 年提出了一套四阶段的分级管理方案，这也是一份精心设计的“科学减重闯关地图”，针对不同肥胖严重程度的儿童及青少年，每一关都有不同的目标和策略，让孩子们在健康的生活方式中逐渐瘦下来。

第一关：加强性预防（prevention plus）

这一阶段是闯关之旅夯实根基的第一站，初级保健医生、营养师等健康专业人员作为辅助参与其中，目标是让孩子维持当前体重，BMI 随年龄增长能自然下降。在这一关，要让孩子每天至少吃 5 份果蔬，要是能吃到 9 份就更棒了（一份果蔬是指一碗未烹饪的叶菜或一个苹果的量）；含糖饮料得少喝甚至不喝；每天视屏时间最多 2 小时，卧室里别放电视；保证每天 1 小时体育活动，小小孩可以玩一些无组织游戏，比如追逐游戏、混战游戏等；多在家做饭吃，每天都要吃健康的早餐，饮食控制别太严格，家人每周最好一起吃 5～6 次饭，带动全家养成健康生活方式。这一阶段每个月都要进行随访，如果 3～6 个月之后，孩子的 BMI 或体重没有改善，就进入下一关。

第二关：结构式体重管理（structured weight management）

这一关目标不变，不过参与人员得是在儿童体重管理和营养咨询方面经过严格培训的专业人士。在第一关基础上，饮食和体力活动计划更加具体：建议营养素摄入参考 DRIs（膳食营养素参考摄入量），注重营养素均衡，多摄入低能量高营养密度食物；每天安排好三餐和 1～2 个零食，餐间不吃其他东西或喝高能量饮料；视屏时间缩短到每天 1 小时，体育活动每天至少 1 小时且要有计划、有人监督；孩子还要持续记录饮食和身体活动情况，设定明确的行为目标。这一阶段也需每月随访，3～6 个月后依旧没效果就进入第三关。

第三关：综合多学科干预（comprehensive multidisciplinary intervention）

不要气馁，我们在第三关还有由初级保健医师、营养师及其他具有儿科体重管理经验的医护人员组成的多学科肥胖管理团队。这时候，管理目标升级为维持体重或慢慢减重，最终让 BMI$<P_{85}$。跟前一阶段相比，行为改变强度更大，专家参与更多，还会系统评估身体测量、饮食和身体活动情况并全程监测。第三关在饮食、视屏时间和体育活动要求上与第二关一致，此外需设定饮食和运动短期目标，进行奖励管理，如果孩子小于 12 岁，家长也要参与进来，同时还会给家长培训，改善家庭环境。这一阶段的随访时间缩短为每周随访，且至少持续 8～12 周。

第四关：三级医疗介入（tertiary care intervention）

这一关针对严重肥胖（BMI $> P_{95}$ 且有显著并发症）以及前面三关干预都没成功的孩子。由三级医疗机构的儿童青少年减重中心参与，中心的多学科肥胖管理团队将给这一阶段的孩子进行持续的饮食监督和运动管理，采用不低于 900～1 200kcal/d 的极低能量饮食，必要时还会使用药物或者进行减肥手术。

（陈祝秀）

二、减重饮食

（一）解密儿童常用的减重饮食法宝——限能量平衡饮食

儿童肥胖症的总体治疗原则是减少能量摄入、增加能量消耗，在不影响生长发育的情况下实现增肌目的。指南指出超重肥胖儿童青少年可采取限能量平衡膳食进行减重，适当减少能量供给，不建议采用极低能量饮食，以免影响正常生长发育。那么，什么是限能量平衡膳食？如何为儿童制定限能量平衡膳食呢？

1. 什么是限能量平衡膳食

限能量平衡膳食（calorie restriction diet，CRD）是指在保证人体所需营养素摄入充足的前提下，适当减少每日能量摄入，从而达到减重目的的一种饮食方式。与节食不同，CRD 强调“平衡”，即在控制总能量的同时，保证蛋白质、脂肪、碳水化合物、维生素、矿物质等营养素的均衡摄入，保证儿童生长发育，避免营养不良。

2. 如何为儿童制定限能量平衡膳食

（1）计算每日能量需求：儿童每日能量需求因年龄、性别、体重、活动量等因素而异。建议咨询营养师或医生，根据儿童的具体情况制定个性化的能量摄入目标。

（2）选择营养丰富的食物：保证每天摄入充足的蔬菜、水果、全谷物、瘦肉、鱼类、豆制品、低脂乳制品等，限制高糖、高脂肪、高盐食物的摄入。

（3）控制食物份量：使用小碗小盘，避免过量进食。如果小朋友两餐之间容易饿，可适当添加体积大、能量低的食物增加饱腹感。

1 700kcal 限能量平衡膳食一天食谱举例：

早餐：菜包（面粉 60g，青菜 50g），水煮鸡蛋 1 个（50g），紫薯（50g），低脂牛奶 250ml。

午餐：糙米饭（糙米 10g，大米 70g），清蒸鸡胸肉（鸡胸肉 50g），肉末西蓝花（西蓝花 80g，肉末 15g），蒜泥生菜（生菜 80g），冬瓜虾皮汤（冬瓜 50g，虾皮 5g）。

晚餐：藜麦饭（藜麦20g，大米60g），西芹炒虾仁（西芹50g，虾仁60g），素炒油麦菜（油麦菜80g），上汤娃娃菜（娃娃菜80g），西红柿豆腐汤（西红柿50g，豆腐50g）。

适量加餐：水果200g，坚果10g或无糖酸奶100g。

全天调味品量：植物油23g，盐4g。

当然，不是说小朋友执行了限能量平衡膳食就立马能够瘦回正常体重，减重讲究的是循序渐进，是一个长期的过程，需要家长和小朋友在营养师或者医生的指导下共同坚持努力，才能取得最终胜利。

（府霞敏）

（二）轻盈之选——高营养低能量的食物，减重坚实的后盾

在追求健康与轻盈体态的道路上，选择正确的食物至关重要。其中，能量密度这一概念成为了我们衡量食物是否适合减重的重要指标。那么，什么是能量密度？哪些食物属于高营养低能量的轻盈之选？

能量密度，简而言之，是指单位重量或体积食物中所含的能量。通常以kcal/g或kcal/ml来表示。食物能量密度的高低直接决定了我们在摄入等量食物时，所获取的能量多少。低能量密度的食物意味着在提供相同能量的情况下，食物的重量或体积更大，从而让我们在饱腹感更强的同时，摄入的能量更低，这对于减重无疑是一大助力。接下来我们一起来看下常见的高营养低能量食物吧。

蔬菜：如生菜、西红柿、西蓝花等，这些蔬菜的能量密度极低，同时富含维生素和矿物质，是体重控制餐桌上的常客。它们不仅能量低，还能提供丰富的膳食纤维，有助于促进肠道蠕动和消化。

水果：如猕猴桃、苹果、橙子等，这些水果富含维生素 C 和膳食纤维，能量低且口感清爽。它们不仅有助于降低胆固醇和保护心血管健康，还能提供丰富的抗氧化物质，抵抗自由基的损害。

海鲜：如虾、鱼等，这些食物富含优质蛋白质和微量元素，能量相对较低。它们不仅有助于增强免疫力和促进肌肉修复，还能提供丰富的 ω-3 脂肪酸，有助于降低心脏病风险。

全谷物：如燕麦、糙米等，这些食物富含膳食纤维和 B 族维生素，能量适中且饱腹感强。它们不仅有助于控制血糖和血脂水平，还能提供丰富的能量和营养支持。

选择高营养低能量的食物，不仅有助于控制能量摄入，还能保证营养均衡，提升饱腹感，减少暴饮暴食的冲动。享受美食的同时，拥有轻盈健康的体态，可谓一举两得。

（府霞敏）

（三）菜单魔法——巧用“食物交换份”，减重食谱每天不重样

很多“小胖墩”来门诊看过以后，会拿到营养师量身定制的一周食谱，但是实际执行的时候很多家长就发愁了，有的菜小朋友不吃，有的菜家里不会做，而且天天按食谱吃也不现实，有没有可以相互替换的呢，替换的话怎么换呢？解决这些难题需要用到的法宝就是食物交换份啦，食物交换份是将食物按照类别、营养特征分类，按照所提供能量或营养成分相近的原则，进行同类食物之间交换的质量换算表。

2023 年，中国营养学会发布了最新版的食物交换份，把食物分为谷薯杂豆类、蔬菜类、水果类、肉蛋水产品类、坚果类、大豆乳及其制品类、油脂类及调味品类共 8 类食物的换算量，它把食物简单化，以提供 90kcal 能量为 1 份（食物交换份质量均为生重），

每份调味品指的是相当于提供 1g 盐或 400mg 钠的质量，同类、同样烹饪方法的食物可互换，让“小胖墩”根据食物交换份和参考食物进行相互交换、合理搭配。

1. 谷薯杂豆类 谷薯杂豆类食物是能量、蛋白质、碳水化合物和 B 族维生素的主要来源，其膳食纤维含量与加工精度有关，建议适量全谷物、杂豆和薯芋类的食品（见表 5-3）。

表 5-3 谷薯杂豆类食物交换份

单位：90kcal/ 份

<table>
<tr><th colspan="2">食物种类</th><th>食物举例</th><th>质量/g</th><th>碳水化合物/g</th><th>蛋白质/g</th><th>脂肪/g</th></tr>
<tr><td colspan="2">谷物（初级农产品）</td><td>大米、面粉、玉米面、杂粮等（干、生、非加工类制品）</td><td>25</td><td>19</td><td>2.5</td><td>0.5</td></tr>
<tr><td rowspan="2">主食制品</td><td>面制品</td><td>馒头、花卷、大饼、烧饼、面条（湿）、面包等</td><td>35</td><td>18</td><td>2.5</td><td>0.4</td></tr>
<tr><td>米饭</td><td>粳米饭、籼米饭等</td><td>75</td><td>19.4</td><td>2.0</td><td>0.2</td></tr>
<tr><td colspan="2">全谷物</td><td>糙米、全麦、玉米粒（干）、高粱、小米、荞麦、黄米、燕麦、青稞等</td><td>25</td><td>18</td><td>2.5</td><td>0.7</td></tr>
<tr><td colspan="2">杂豆类</td><td>绿豆、赤小豆、芸豆、蚕豆、豌豆、眉豆等</td><td>25</td><td>15</td><td>5.5</td><td>0.5</td></tr>
<tr><td colspan="2">粉条、粉丝、淀粉类</td><td>粉条、粉丝、团粉、玉米淀粉等</td><td>25</td><td>21.2</td><td>0.3</td><td>0.0</td></tr>
<tr><td colspan="2">糕点和油炸类</td><td>蛋糕、江米条、油条、油饼等</td><td>20</td><td>13</td><td>1.4</td><td>2.6</td></tr>
<tr><td colspan="2">薯芋类</td><td>马铃薯、甘薯、木薯、山药、芋头、大薯、豆薯等</td><td>100</td><td>20</td><td>1.9</td><td>0.2</td></tr>
</table>

注：每份薯芋类食品的质量为可食部质量。

2. **蔬菜类**　蔬菜富含维生素、矿物质、膳食纤维和植物化合物，且能量较低。按照种类、食用部位、外观颜色需要加以细分，膳食搭配时建议在不同种类间进行挑选，深色蔬菜应占蔬菜总量的1/2（见表5-4）。

表5-4　蔬菜类食物交换份

单位：90kcal/份

<table>
<tr><th colspan="2">食物种类</th><th>食物举例</th><th>质量/g</th><th>碳水化合物/g</th><th>蛋白质/g</th><th>脂肪/g</th></tr>
<tr><td colspan="2">蔬菜类（综合）</td><td>所有常见蔬菜（不包含干、腌制、罐头类制品）</td><td>250</td><td>16.0</td><td>4.5</td><td>0.7</td></tr>
<tr><td rowspan="2">嫩茎叶花菜类</td><td>深色</td><td>油菜、芹菜、乌菜、菠菜、鸡毛菜、香菜、茴香、苋菜等</td><td>300</td><td>14.0</td><td>7.3</td><td>1.2</td></tr>
<tr><td>浅色</td><td>大白菜、奶白菜、圆白菜、娃娃菜、菜花、白笋、竹笋等</td><td>330</td><td>14.2</td><td>7.2</td><td>0.5</td></tr>
<tr><td colspan="2">茄果类</td><td>茄子、西红柿、柿子椒、辣椒、西葫芦、黄瓜、丝瓜、南瓜等</td><td>375</td><td>18.0</td><td>3.8</td><td>0.7</td></tr>
<tr><td colspan="2">根茎类</td><td>红萝卜、白萝卜、胡萝卜、水萝卜等（不包括马铃薯、芋头）</td><td>300</td><td>19.2</td><td>3.2</td><td>0.5</td></tr>
<tr><td rowspan="2">蘑菇类</td><td>鲜</td><td>香菇、草菇、平菇、白蘑、金针菇、牛肝菌等鲜蘑菇</td><td>275</td><td>14.0</td><td>7.6</td><td>0.6</td></tr>
<tr><td>干</td><td>香菇、木耳、茶树菇、榛蘑等干制品</td><td>30</td><td>17.0</td><td>6.6</td><td>0.8</td></tr>
<tr><td colspan="2">鲜豆类</td><td>豇豆、扁豆、四季豆、刀豆等</td><td>250</td><td>15.4</td><td>6.3</td><td>0.7</td></tr>
</table>

注：表中给出每份食品质量均为可食部质量。
如果难以区分蔬菜种类，可按照蔬菜类（综合）的质量进行搭配。
深色嫩茎叶花菜类特指胡萝卜含量≥300μg/100g的蔬菜。

3. 水果类 水果富含维生素C、钾、镁、膳食纤维和植物化学物，果汁、果脯等加工水果制品不能代替鲜果（见表5-5）。

表5-5 水果类食物交换份

单位：90kcal/份

食物种类	食物举例	质量/g	碳水化合物/g	蛋白质/g	脂肪/g
水果类（综合）	常见新鲜水果（不包括干制、糖渍、罐头类制品）	150	20	1.0	0.6
柑橘类	橘子、橙子、柚子、柠檬	200	20	1.7	0.6
仁果、核果、瓜果类	苹果、梨、桃、李子、杏、樱桃、甜瓜、西瓜、黄金瓜、哈密瓜等	175	21	0.8	0.4
浆果类	葡萄、石榴、柿子、桑葚、草莓、无花果、猕猴桃等	150	20	1.4	0.5
枣和热带水果类	鲜枣、芒果、荔枝、桂圆、菠萝、香蕉、榴莲、火龙果等	75	18	1.1	1.1
果干类	葡萄干、杏干、苹果干等	25	19	0.7	0.3

注：表中给出每份食品质量均为可食部质量。如果难以区分水果种类，可按照水果类（综合）的质量进行搭配。

4. 肉蛋水产品类 畜肉类、禽肉类、蛋类、鱼虾蟹贝类食物，富含优质蛋白质、脂肪、脂溶性维生素等，根据种类、部位，脂肪含量差异较大，配餐时应注意细分种类并控制饱和脂肪的摄入（见表5-6）。

表 5-6　肉蛋水产品类食物交换份

单位：90kcal/ 份

食物种类	食物举例	质量/g	碳水化合物 /g	蛋白质/g	脂肪/g
畜禽肉类（综合）	常见畜禽肉类	50	0.7	8.0	6.7
畜肉类（脂肪含量≤5%）	纯瘦肉、牛里脊、羊里脊等	80	1.3	16.0	2.1
畜肉类（脂肪含量 6%～15%）	猪里脊、羊肉（胸脯肉）等	60	0.3	11.5	5.3
畜肉类（脂肪含量 16%～35%）	前臀尖、猪大排、猪五花肉等	30	0.7	4.5	7.7
畜肉类（脂肪含量≥85%）	肥肉、板油等	10	0	0.2	8.9
禽肉类	鸡、鸭、鹅等	50	0.7	8.8	6.0
蛋类	鸡蛋、鸭蛋、鹅蛋、鹌鹑蛋等	60	1.6	7.6	6.6
水产类（综合）	常见淡水鱼，海水鱼，虾、蟹、贝类、海参等	90	1.7	14.8	2.9
鱼类	鲤鱼、草鱼、鲢鱼、鳙鱼、黄花鱼、带鱼、鲳鱼、鲈鱼等	75	1.0	13.7	3.2
虾蟹贝类	虾、蟹、河蚌、蛤蜊、蛏子等	115	3.1	15.8	1.5

注：表中给出每份食品质量均为可食部质量。

如果难以区分畜禽肉类食物种类，可按照畜禽肉类（综合）的质量进行搭配。

内脏类胆固醇含量高，食物营养成分差异较大，如换算每份相当于 70g，换算后需复核营养素的变化是否符合要求。

5. 坚果类 坚果类食物属于高能量食物，适量摄入有益健康。注意根据淀粉和脂肪含量进行搭配选择（见表 5-7）。

表 5-7 坚果类食物交换份

单位：90kcal/ 份

食物种类	食物举例	质量 /g	碳水化合物 /g	蛋白质 /g	脂肪 /g
坚果（综合）	常见的坚果、种子类	20	6.5	3.2	5.8
淀粉类坚果（碳水化合物≥40%）	板栗、芡实、莲子	25	16.8	2.5	0.4
高脂类坚果（脂肪≥40%）	花生仁、西瓜子、松子、核桃、葵花子、南瓜子、杏仁、榛子、开心果、芝麻等	15	2.9	3.2	7.7
中脂类坚果类（脂肪为20%～40%）	腰果、胡麻子、核桃（鲜）、白芝麻等	20	5.3	3.2	6.5

注：表中给出每份食品质量均为可食部质量。

6. 大豆、乳及其制品 大豆、乳及其制品富含钙、优质蛋白质和 B 族维生素，注意每天适量摄入乳及乳制品，经常摄入大豆及其制品（见表 5-8）。

表 5-8 大豆、乳及其制品类食物交换份

单位：90kcal/ 份

食物种类		食物举例	质量 /g	碳水化合物 /g	蛋白质 /g	脂肪 /g
大豆类		黄豆、黑豆、青豆	20	7.0	6.9	3.3
豆粉		黄豆粉	20	7.5	6.5	3.7
豆腐	北豆腐	北豆腐	90	1.8	11.0	4.3
	南豆腐	南豆腐	150	3.9	9.3	3.8

续表

食物种类		食物举例	质量/g	碳水化合物/g	蛋白质/g	脂肪/g
豆皮、豆干		豆腐干、豆腐丝、素鸡、素什锦等	50	3.8	8.5	4.6
豆浆		豆浆	330	8.0	8.0	3.1
液态乳	全脂	全脂牛奶等	150	7.4	5.0	5.4
	脱脂	脱脂牛奶等	265	12.2	9.3	0.8
发酵乳（全脂）		发酵乳	100	12.9	2.8	2.6
乳酪		奶酪、干酪	25	1.9	5.6	7.0
乳粉		全脂奶粉	20	10.1	4.0	4.5

7. 油脂类　油脂类包括植物油和动物油，建议以植物油为主，每日摄入总量不超过推荐摄入量；在根据能量确定每份质量的同时应兼顾提供不同类别脂肪酸的能力。表5-9、表5-10有助于了解不同油脂的特征性脂肪酸及其含量水平。

表5-9　油脂类食物交换份

单位：90kcal/份

食物种类	食物举例	质量/g	碳水化合物/g	蛋白质/g	脂肪/g
油脂类	橄榄油、菜籽油、大豆油、玉米油、葵籽油、稻米油、花生油、猪油等	10	0	0	10

表5-10　特征脂肪酸的油脂来源

特征性脂肪酸	含量水平	油脂来源举例
饱和脂肪酸	≥70%	椰子油、棕榈仁油、类可可脂（65%）等
	≥45%	棕榈液油、猪油、牛油等
不饱和脂肪酸	≥70%	米糠油、稻米油、花生油等

续表

特征性脂肪酸	含量水平	油脂来源举例
单不饱和脂肪酸	≥70%	茶籽油、橄榄油等
	≥60%	菜籽油等
多不饱和脂肪酸	≥70%	亚麻籽油、核桃油、红花油、葡萄籽油等
	≥50%	大豆油、玉米油、葵花籽油等
DHA+EPA	—	以 DHA 为特征的鱼油等

8. 调味料类 调味料的换算以提供相当于 1g 盐或 400mg 钠的能力为基准，折算出不同调味料的相对质量，在使用时注意控制盐或钠的摄入总量不超过推荐摄入量（见表 5-11）。

表 5-11 调味料类盐含量换算表

食物种类		重量/g	盐含量/g	钠含量/mg	主要食物举例
食用盐		1	1	400	精盐、海盐等
鸡精		2	1	400	鸡精类
味精		4.8	1	400	味精类
酱类	豆瓣酱等（高盐）	6	1	400	豆瓣酱、辣椒酱、蒜蓉辣酱等
	黄酱等（中盐）	16	1	400	黄酱、甜面酱、海鲜酱等
酱油		6.5	1	400	酱油、生抽、老抽等
蚝油		10	1	400	蚝油类
咸菜类		13	1	400	榨菜、酱八宝菜、腌雪里蕻、腌萝卜干等
腐乳		17	1	400	红腐乳、白腐乳、臭腐乳等

【案例】

一个小朋友的午餐：大米饭（大米100g），香菇菜心（鲜香菇20g，菜心70g），水煮小白菜（小白菜70g），红烧鸡腿（鸡腿100g），若是午餐想要换点花样吃，比如主食类想吃面条，那他原来大米是100g，查表5-3可知大米一份为25g，吃100g相当于吃4份，继续查表5-3可知面条一份为35g，那该小朋友面条应吃35g×4份＝140g。若不想吃鸡腿，想吃猪肉，查表5-6可知，禽肉类1份为50g，该小朋友吃100g，相当于吃2份的量，继续查表5-6可知畜禽肉类（综合）一份为50g，因此该小朋友应吃50g×2份＝100g猪肉。蔬菜可依此类推，该小朋友新的午餐可为：青菜面条（青菜20g，面条140g），水煮肉片（瘦猪肉100g），清炒芹菜（芹菜70g），清炒西蓝花（西蓝花70g）。

（府霞敏）

（四）餐具艺术——一套好的餐具也是减肥神器

英国牛津大学研究发现，餐具的颜色、体积、重量和形状都会影响食欲。我们吃饭吃多少才能吃饱，其实很大程度上会受到个人主观意识的影响，这些影响可能会通过视觉、触觉、听觉等来传播。因此可以通过挑选一些有“心机”的餐具来帮助“小胖墩”愉快地控制食量。

那么怎么做个有“心机”的家长呢？

1. 颜色　小朋友们对颜色很敏感，会喜欢鲜艳的颜色，会想要挑选明亮颜色的餐具，包括商店里销售的小朋友餐具基本也以亮色为主，但是据色法颜色模型，像红色和黄色这样的暖色会增加食欲，而以蓝色、紫色和黑色为基础的冷色会降低食欲和食物摄入量。因此可以给小朋友们选择以冷色调为主的餐盘哦。

2. 造型 好多家长会觉得既然要控制饮食量，那么我就给他用小碗，只准吃一碗，肯定能控制的好好的，但是往往小的餐具在小朋友看来就觉得饭量少，不够吃。我们给小朋友选取餐具的时候尽量选取柔和的圆润的造型的餐具，尤其是那些看起来很大但实际容量较小的餐具，比如盘子或碗的内部中间设计成类似驼峰的向上凸起的形态，从外面看着很显大，实际装的饭量却不多。这种视觉上的“欺骗”能让孩子觉得自己吃的很多，从而减少对食物的需求。

3. 重量 孩子对吃饱的判断有一部分来源于对食物量的判断，比如食物的重量，食物的多少。餐具的重量能够下意识地帮助孩子控制进食的食物量，当孩子拿起一个较重的碗时，会下意识地认为碗里的食物很多，从而减少进食量。因此，可以给小朋友购买自重较重的餐具。

减重期间细节很多，餐具也是很重要的一环，选好餐具，让小朋友快乐的减重吧。

（府霞敏）

（五）减重过程中需要给孩子补充营养素吗

说到减重，很多家长的第一反应是：“要少吃！”但如果你以为减重就是让孩子饿肚子，那可就大错特错了！胖≠营养充足，反而可能隐藏着“隐形饥饿”，有研究发现肥胖儿童比正常体重儿童更容易缺乏某些关键的营养素，比如钙、铁、维生素 D、B 族维生素等。而这些营养素在孩子体内扮演着重要的角色。

1. 蛋白质 肌肉的“守护神”。蛋白质是孩子生长发育的“基石”。如果减重过程中蛋白质摄入不足，孩子的肌肉可能会悄悄“溜走”，免疫力也会跟着“罢工”。结果呢？孩子不仅容易生病，还可能变成“瘦弱的小豆芽”。

2. 钙和维生素D 骨骼的“黄金搭档”。钙和维生素D是孩子长高的“秘密武器”。如果减重期间忽略了它们，不仅会影响孩子的身高，而且孩子的骨骼可能会变得像脆弱，增加骨折的风险。这可不是我们想要的“瘦”。

3. 铁 能量的“加油站”。铁是造血的“主力军”。如果孩子缺铁，可能会变得像没电的玩具——整天无精打采、头晕眼花，连学习的力气都没有了。这样的“瘦”，谁想要?

4. B族维生素 代谢的“小助手”。B族维生素是能量代谢的“幕后英雄”。如果缺乏它们，孩子可能会像没油的汽车——跑不动、吃不香，甚至连消化都成了问题。

5. 膳食纤维 肠道的“清洁工”。膳食纤维是肠道的“好朋友”。如果减重期间忽略了它，孩子可能会遭遇便秘的“暴击”，肚子胀得像个小气球，别提多难受了!

既然这些营养素如此重要，那是否需要额外补充呢?——看情况!

1. 饮食均衡 优先选择“食补”。如果孩子已经由营养师制定了个体化饮食方案，饮食包含了足够的蛋白质、蔬菜、水果、全谷物和健康脂肪，实验室检查结果也都没啥问题，那么通常不需要额外补充营养素。毕竟，食物中的营养素是最天然、最容易被身体吸收的。

2. 特殊情况 适当“加餐”。如果孩子的饮食无法满足营养需求，或者存在挑食、偏食的情况，或者实验室检查出有营养素缺乏，可以在医生或营养师的指导下，适当补充维生素D、钙、铁等营养素。就像给大楼加几根钢筋，确保它稳稳当当!

3. 运动量大 补充能量和电解质。如果孩子在减重过程中运动量较大，出汗较多，可以适当补充电解质饮料或富含钾、镁的食物，如香蕉、坚果等，帮助恢复体力。

（府霞敏）

（六）饱腹秘籍——破解儿童减重中的饥饿难题

家里有个“小胖墩”，家长们的焦虑指数直接爆表：脂肪肝、高血脂、高尿酸……这些健康问题像“小怪兽”一样，随时准备偷袭孩子的身体。于是，家长们开始“严阵以待”，有的甚至直接“断粮”——不给吃晚饭！结果呢？孩子饿得眼冒金星，趁家长不注意偷偷找零食吃，反而陷入了“越减越胖”的恶性循环。这可咋办？

首先，我们在帮助孩子制订减重计划的时候，一定要听取专业医生和营养师的意见，要科学健康的减重，儿童青少年适合的饮食模式是限能量平衡膳食，每日能量摄入应在保证正常生长发育所需能量的前提下，适当减少能量供给，不推荐极低能量膳食，因此不建议盲目节食。增加新鲜蔬菜水果、全谷物和杂豆在膳食中的比重，这些食物富含膳食纤维，能够让孩子更长时间的有饱腹感；保证蛋白质摄入，特别是富含优质蛋白的食物，如鱼禽蛋瘦肉、奶及奶制品、大豆及其制品。适量的坚果也有助于提高小朋友的饱腹感，很多家长会觉得坚果能量高，不适合作为减重期间的食物，但是坚果中富含不饱和脂肪酸和纤维，也可以少量食用增加小朋友的饱腹感。

其次，要让小朋友养成良好的饮食行为，要做到不挑食、偏食，不暴饮暴食，细嚼慢咽，如果小朋友进食速度很快，要控制速度，每餐控制在20～30分钟，尽量吃到八分饱。进餐顺序也有小技巧，可以先吃蔬菜，然后吃鱼禽肉蛋及豆类，最后吃谷薯类，蔬菜体积大能量少，能增加饱腹感，减少后续主食的摄入量。对于一些食量较大的小朋友，为了减少两餐间的饥饿感，还可以增加餐次，少食多餐，比如早餐和午餐之间，午餐和晚餐之间可以加餐，一般加餐尽量选择体积大能量低的食物，比如新鲜的蔬菜水果、脱脂牛奶等。

每个“小胖墩”减重过程中都会遇到饥饿这个“拦路虎”，但是只要我们用对方法，分分钟就能赶跑这只讨厌的“拦路虎”！

（府霞敏）

（七）假日攻略——减重期间遇到假日聚餐的智慧选择

“小胖墩”的减重之路，就像一场漫长的“打怪升级”游戏。平时在家，家长们还能严格控制饮食，清淡少油少盐，可一到假日聚餐，面对满桌的高油、高盐、高糖美食，别说孩子了，大人都忍不住想大快朵颐！这时候，家长们该怎么办呢？

第一招，控制小朋友吃的量。在聚餐的前一餐，可以适当让小朋友少吃点主食，或者在聚餐开始前让小朋友喝点水或脱脂奶，吃一些低能量体积大的蔬菜，比如黄瓜、西红柿等，让食物占据部分胃容量，减少聚餐时食物的摄入量。在吃饭时，细嚼慢咽，增加咀嚼食物的时间，让小朋友吃到七八分饱即可。吃饭顺序也有讲究，按照先吃蔬菜类、肉蛋类，最后吃主食类，减少能量的摄入。

第二招，学会选择食物，这里说的选择不仅仅是食物的选择，还有烹调方式的选择，尽量不选择像火锅、烧烤这类不易控制的饮食。点菜时松鼠鳜鱼、椒盐排条这类煎炸类的食物尽量不选，可选择干切牛肉，清蒸鱼、盐水虾等较为清淡的食物。蔬菜类尽量选择叶菜类、瓜茄类等能量低的蔬菜，少吃根茎类等富含淀粉的蔬菜。主食类尽量选择膳食纤维含量高的杂粮类，比如玉米、杂粮包等，尽量不选择甜点类的，比如蛋糕、流沙包、奶黄包等，控制主食及糖分的摄入。如果菜实在太油，还可以准备一碗温水，把菜涮一涮再吃。

第三招，聚餐时，饮料往往是“隐形能量炸弹”。碳酸饮料、椰奶、奶茶，这些含糖量高的饮品，一杯下肚，能量可能比一顿饭还高！特别是奶茶，一杯奶茶的能量可能高达两三百卡，相当于一餐的一半能量。所以，聚餐时一定要让孩子拒绝饮料，多喝水。如果觉得白开水太单调，可以加点柠檬片或薄荷叶，既清爽又健康。

聚餐肯定是难以避免的，但是只要我们给小朋友把控好量，挑选优质的适合减重期间的食物，一样可以开开心心帮助小朋友健康的减重。

（府霞敏）

（八）反弹之谜——为何节食减重易陷复胖困境？

提到减重，很多人第一反应就是“节食”。确实，节食能在短时间内让人瘦下来，但是一旦恢复正常饮食，体重就立马疯狂反弹，那这是为什么呢？

首先，我们要了解节食减重反弹的生理机制。

1. 基础代谢率下降 节食会导致身体进入“饥荒模式”，基础代谢率降低，以减少能量消耗。研究发现，节食后身体的基础代谢率可能下降 10%～15%，这意味着即使恢复原来的饮食，体重也会更快反弹。同时，节食可能导致肌肉组织分解，以提供能量，而肌肉的流失会进一步降低基础代谢率。想象一下，你的身体就像一辆车，节食后它自动调低了油耗，结果你加同样的油，车却跑得更慢了。

2. 脂肪细胞的“记忆效应” 脂肪细胞具有“记忆效应”，即使在减重后，它们仍保留着肥胖时的特性。研究表明，减重后脂肪细胞对糖和脂肪的吸收能力增强，一旦恢复高能量饮食，体重会迅速回升。这就像你的脂肪细胞有个“小本本”，记着你曾经胖过，随时准备“东山再起”。

3. 激素调节失衡　节食减重后，体内的瘦素水平下降，而饥饿素水平上升。瘦素负责抑制食欲，而饥饿素则刺激食欲。这种激素失衡会让人更容易感到饥饿，从而增加进食量，导致体重反弹。想象一下，你的胃里有个小喇叭，节食后它开始不停地喊：“我饿了！我饿了！”

其次，我们减重时心理因素也很重要，很多家长和小朋友觉得经过一段时间的科学减重，效果良好，就开始放松了警惕，认为目标已经达成，从而减少运动量或恢复不健康的饮食习惯，这种心理上的松懈是体重反弹的重要原因。而且在节食期间，小朋友的身体和心理都处于高度压抑状态。一旦恢复正常饮食，小朋友会出现报复性进食，摄入远超身体需求的能量，导致体重快速反弹。这就像你憋了一整天没吃零食，晚上终于忍不住，一口气吃光了整个零食柜。

减重是个长期的过程，对于小朋友来说，要坚持确实很难，因此我们只有把健康的饮食行为融入日常生活中，让小朋友养成良好的饮食行为习惯，才能有效避免体重反弹的烦恼。

（府霞敏）

三、减重运动

（一）平衡之道——“管住嘴”和“迈开腿”哪个更重要

二者相辅相成，缺一不可。

1. 管住嘴的重要性

（1）能量守门员：“管住嘴”就像是身体的能量守门员，它严格把关进入身体的每一口食物，确保不会摄入过多的能量，从而帮助维持健康的体重和身体机能。它懂得如何筛选食物，避免高糖、高脂肪的诱惑，选择营养均衡的食物来滋养身体。

（2）营养调配师：它还是一位精明的营养调配师，懂得如何搭配各种食物，以确保身体获得所需的营养素，如蛋白质、维生素和矿物质。它像是一位细心的厨师，为身体烹饪出美味又健康的餐点，让身体在享受美食的同时，也能保持健康的状态。

（3）心情调节师：这位角色还擅长调节心情，通过提供美味的食物来满足味蕾，同时带来愉悦感。它知道食物与心情之间的紧密联系，因此总是能巧妙地运用食物的力量，帮助人们缓解压力和焦虑，提升心情。

2. 迈开腿的重要性

（1）活力制造机：“迈开腿”则像是一个活力制造机，它鼓励身体进行运动，通过消耗能量和增强肌肉，为身体注入源源不断的能量。它带领人们走出户外，享受大自然的清新空气和阳光，让身体在运动中得到锻炼和放松。

（2）健康守护者：作为一位忠诚的健康守护者，它致力于提高心肺功能、促进新陈代谢，并降低患心血管疾病等慢性疾病的风险。它像是一位勇敢的战士，时刻守护着人们的健康，让人们远离疾病的侵袭。

（3）情绪提升器：这位角色还是一个情绪提升器，通过释放内啡肽等“快乐激素”，帮助改善心情，减轻抑郁和焦虑情绪。它让人们在运动中找到乐趣和成就感，从而更加积极地面对生活的挑战。

总而言之，“管住嘴”和“迈开腿”在健康生活中都是至关重要的，它们相辅相成，共同作用于个体的整体健康状态。没有单一的答案指出哪一个更加重要，因为两者都是不可或缺的部分。理想的情况是将两者结合起来，形成一种全面的生活方式改变策略。只有这样，才能真正实现健康生活的目标。

（夏愚伟）

（二）运动处方——为肥胖儿童量身定制的运动计划

制定肥胖儿童的运动处方是一个系统且个性化的过程，旨在帮助儿童减轻体重、改善健康状况并养成长期的运动习惯。以下是详细的步骤：

1. 评估

（1）身体评估

体重和身高：计算体重指数（BMI）。

体脂百分比：使用生物电阻抗分析或其他方法测量体脂。

腰围和臀围：评估腹部脂肪和臀部脂肪。

心肺功能：通过运动测试评估心肺耐力。

肌肉力量和柔韧性：评估主要肌肉群的力量和关节的柔韧性。

（2）健康评估

血压：测量血压以评估心血管健康。

血糖水平：检测空腹血糖和糖化血红蛋白（HbA1c）以评估糖尿病风险。

血脂水平：测量胆固醇和甘油三酯水平。

饮食习惯：记录饮食日记，评估饮食结构和能量摄入。

生活方式：了解日常活动水平和久坐时间。

2. 目标设定

（1）短期目标（1～3 个月）：增加每日活动量，减少久坐时间。

逐步增加运动频率，从每周 3 次增加到 5 次。

（2）中期目标（3～6 个月）：提高心肺耐力，例如增加六分钟步行测试的距离。

减少体重，每周减重 0.5～1kg。

（3）长期目标（6 个月以上）：达到健康的 BMI 范围。

培养长期的运动习惯和健康的生活方式。

3. 运动类型选择及强度调整

（1）运动类型选择

有氧运动：如快走、慢跑、骑自行车、游泳、跳舞等，有助于提高心肺功能和燃烧热量。

力量训练：如使用轻重量的哑铃、弹力带或自身体重训练（如俯卧撑、仰卧起坐），有助于增加肌肉质量和提高基础代谢率。

灵活性和平衡训练：如瑜伽、拉伸运动，有助于改善柔韧性和预防受伤。

（2）强度调整

低强度运动：适合刚开始运动或心肺功能较差的儿童，心率保持在最大心率的 50%～60%。例如，快走或轻松骑自行车。

中等强度运动：适合大多数肥胖儿童，心率保持在最大心率的 60%～70%。例如，慢跑或中等强度的游泳。

高强度运动：适合体能较好的儿童，心率保持在最大心率的 70%～85%。例如，间歇跑或高强度间歇训练。

4. 实施与监测 制订详细的每周运动计划，包括运动类型、时间和频率。例如，每周进行 5 次有氧运动，每次 30 分钟；每周进行 2 次力量训练，每次 20 分钟。

确保每次运动前进行5～10分钟的热身活动，运动后进行5～10分钟的放松活动。

定期监测体重、腰围、体脂百分比等指标，每2～4周进行一次记录。

根据监测结果和儿童的反馈，适时调整运动强度和类型。

5. 支持与激励 提供心理支持，鼓励儿童坚持运动并克服困难。可以通过奖励机制（如小礼物、家庭活动）来激励儿童。

（夏愚伟）

（三）黄金运动时间——每天这些时间运动，事半功倍

选择何时运动应根据你的个人日程、身体状况和目标来决定。无论选择哪个时间段，保持规律的运动习惯才是最重要的。

1. 早晨（6：00—9：00）

（1）优点

早起的鸟儿有虫吃：早晨运动可以让你抢在其他人前面，享受清新的空气和宁静的环境。

变身超人：运动后释放的内啡肽让你感觉自己像超人一样充满活力。

（2）缺点

肌肉还在做梦：早上起床后，肌肉和关节可能还处在半梦半醒的状态，需要更多的热身时间。

肚子唱空城计：如果运动前没吃东西，可能会感觉饿得前胸贴后背。

2. 中午（12：00—14：00）

（1）优点

午间小憩：运动可以帮助你从上午的忙碌中抽离出来，放松一下。

下午精神百倍：适当的运动可以提高下午的学习效率，让你像打了鸡血一样。

（2）缺点

时间赛跑：学生中午的时间通常比较短，可能不够好好运动一番。

小心消化不良：如果饭后立即运动，可能会让你的胃翻江倒海。

3. 傍晚（17：00—19：00）

（1）优点

黄金时段：傍晚是一天中体力和肌肉力量达到巅峰的时候，运动效果最佳。

助眠神器：傍晚运动可以帮助你晚上更快入睡，让你做个好梦。

（2）缺点

晚餐怎么办：运动后立即吃饭可能会导致消化不良，所以最好等一会儿再吃。

学习党的烦恼：对于学生来说，可能比较难抽出时间来运动。

4. 晚上（20：00—22：00）

（1）优点

放松身心：晚上运动可以帮助你缓解一天的学习压力，让你心情愉快。

（2）缺点

影响睡眠：过于剧烈的运动可能会让你兴奋得睡不着觉。

安全问题：晚上外出运动要注意安全，特别是在光线不好的地方。

5. 深夜（22：00 以后）

（1）优点

独享时光：深夜运动环境较为安静，适合喜欢独处的人。

（2）缺点

失眠风险：深夜运动会刺激神经系统，可能导致难以入睡。

安全隐患：儿童不建议夜间外出运动存在一定安全风险，有条件的可以居家运动。

6. 总结

早晨：适合想要变成超人的人，但记得做好热身。

中午：适合想要午间小憩的人，但要注意时间安排。

傍晚：是大多数人运动表现最佳的时间，但要注意不要影响晚餐和睡眠。

晚上：适合放松身心，但要注意运动强度，避免影响睡眠。

深夜：运动不太推荐，除非是特殊情况或特殊需求。

选择何时运动应根据你的个人日程、身体状况和目标来决定。无论选择哪个时间段，保持规律的运动习惯才是最重要的。

（夏愚伟）

（四）爱动秘籍——孩子不爱运动的矫正对策

以身作则，投其所好。

1. 如何让孩子爱上运动

（1）与孩子进行沟通交流：和孩子聊聊运动的好处，比如增强心肺功能、提高抵抗力，让他们知道运动不仅有趣还能让身体更健康。

（2）结伴运动：帮助孩子找到新朋友，一起运动更有动力。孩子们在玩耍中互相鼓励，不知不觉就会爱上运动。

（3）共同参与活动：家长和孩子一起参与运动，不仅能增进亲子关系，还能让孩子感受到运动的乐趣。

2. 适合孩子的运动项目有哪些

（1）根据兴趣选择：观察孩子对哪些活动感兴趣，比如跑步、游泳、篮球等，然后选择相应的运动项目。

（2）多样化尝试：初期可以让孩子尝试多种运动，找到他们最喜欢的项目。

（3）考虑身体条件：选择适合孩子年龄和体能的运动项目，避免过度负荷。

3. 如何引导孩子进行运动

（1）以身作则：父母应当积极参与运动，成为孩子的榜样，通过实际行动影响孩子。

（2）合理规划时间：制定运动时间表，让孩子在固定的时间进行适量运动，逐渐适应并形成良好的运动习惯。

（3）鼓励与支持：鼓励孩子接受挑战，设置合理的小目标，逐步增加运动的时间和强度，让他们感受到成就感。

（4）参与学校活动：鼓励孩子积极参与幼儿园或学校的集体活动，在集体生活中感受到集体的力量，与同龄人沟通增进友谊。

通过以上方法，相信您的孩子会逐渐爱上运动，拥有一个健康的体魄和快乐的心情！

（夏愚伟）

（五）安全指南——儿童减重期间运动损伤的预防与应对

1. 预防措施

（1）避免不适合的运动：儿童不宜过早进行负重锻炼，以免导致骨骼变形、软骨提早骨化等后果。比如，让一个小学生去举重可不是好主意哦！

（2）排除安全隐患：确保运动场地平整，没有石块、铁钉等异物散落，体育器材摆放整齐，以避免意外伤害。就像清理战场一样，把障碍物都移开，为孩子创造一个安全的“战场”。

（3）做好运动前准备工作：充分热身，如慢跑、弓步压腿等，热身时间应为 5～10 分钟，以增加肌肉温度和血液循环，减少受伤风险。想象一下，这就像是给汽车发动机预热，让它准备好迎接挑战。

必要时穿戴适当的运动护具，如头盔、护肘、护腕、护膝等。这些装备就像是超级英雄的盔甲，保护孩子免受伤害。

2. 安全运动建议

（1）选择适合的运动：根据儿童的年龄和身体状况选择适合的运动项目，避免过于剧烈或不适合的运动。比如，游泳、骑自行车或者跳绳都是很好的选择。

（2）控制运动强度和时间：逐渐增加运动强度和时间，避免突然增加负荷，以防止疲劳和肌肉拉伤。

遵循适可而止的原则，防止运动过度。记住，我们是在进行锻炼，不是在参加马拉松比赛。

（3）保持良好的体型和健康饮食：适度运动以维持体重和肌肉质量，同时选择健康的饮食，摄入充足的蛋白质、碳水化合物和脂肪等营养物质，以支持身体的能量需求和修复肌肉组织。

3. 注意事项

（1）量力而行：儿童骨骼较软，应避免施加过大的力或进行超出其柔韧性范围的动作。

父母不应对孩子要求过高，运动强度和量应循序渐进地增加。

（2）注意环境安全：确保运动场地和器材的安全，避免在危险环境中进行运动。

（3）及时停止运动：如果儿童在运动过程中感到不适或疲劳，应立即停止运动，避免进一步伤害。

（夏愚伟）

（六）成效检验——儿童运动减重效果不佳的常见原因及影响分析

1. 不合理的运动计划

影响：如果运动强度不够或类型不适合儿童的体能水平，可能导致减重效果不明显。此外，缺乏多样性的运动容易使孩子感到乏味，从而减少参与度和持续性。

建议：制订个性化且多样化的运动计划，结合有氧运动、力量训练及灵活性练习，同时确保运动强度适中，能够吸引孩子的兴趣。

2. 饮食习惯未改变

影响：即使增加了运动量，如果不控制饮食，摄入的能量仍然可能超过消耗的能量，导致减重困难。

建议：教育孩子和家长关于健康饮食的知识，鼓励全家一起采取更健康的饮食习惯，如增加蔬菜和水果的摄入量，减少高糖、高脂肪食品的摄入。

3. 缺乏足够的休息和睡眠

影响：充足的休息对于儿童的成长发育至关重要，缺乏睡眠会影响代谢率，进而影响减重效果。

建议：保证儿童每晚获得足够的高质量睡眠，建立规律的作息时间，避免晚上使用电子设备。

4. 心理压力过大

影响：过度关注体重和体型可能导致孩子承受不必要的心理压力，这种压力反而可能导致暴饮暴食或情绪性进食。

建议：营造积极的家庭氛围，强调健康而非单纯的体重减轻，必要时寻求心理咨询帮助。

5. 遗传因素

影响：基因在一定程度上决定了个体的基础代谢率和体脂分布，这些因素都可能影响减重的速度和效果。

建议：虽然无法改变遗传，但可以通过健康的生活方式来最大化个人的减重潜力。

6. 医疗状况

影响：某些健康状况（如甲状腺功能减退症、多囊卵巢综合征等）可能会干扰正常的新陈代谢过程，使得减重变得更加困难。

建议：如果怀疑存在潜在的健康问题，应及时就医检查并接受相应的治疗。

7. 不恰当的奖励机制

影响：将食物作为奖励可能会强化对不健康食品的渴望，不利于长期维持健康的饮食习惯。

建议：采用非食品形式的奖励，比如额外的玩耍时间或者小礼物，以正面激励的方式促进行为改变。

总之，要想提高儿童运动减重的效果，需要综合考虑以上各方面因素，并采取相应的策略进行调整。重要的是要有耐心，因为每个人的身体反应不同，找到最适合自己的方法是关键。

（夏愚伟）

四、减重路上的问题和挑战

（一）童心铸梦，轻盈启航——儿童减重的行为矫正

肥胖儿童常见行为问题：饮食结构不合理，偏爱某类型食物；进食速度快，不爱咀嚼；不爱做运动，日常也懒得动。

对于这些问题我们可以做以下矫正：

1. 膳食调整 对肥胖儿进行饮食情况的调查，发现存在普遍的问题：晚餐丰盛、进餐速度偏快、进食豆制品少、喝饮料较多、蔬菜吃得少，荤菜吃得多，其实这是一种对人体健康极为不利的饮食习惯。

儿童正处在生长发育的关键时期，为了保证儿童正常发育的需要，足够的营养是非常重要的，其原则是保证蛋白质（低热能）的摄入，减少热能的摄入和提高膳食质量，不盲目节食。对于肥胖儿童和青少年减重膳食三大营养素比例建议：碳水化合物50%～60%，脂肪20%～30%，蛋白质15%～25%。限制能量平衡膳食，在目标能量摄入基础上每日减少能量摄入500～1 000cal，或摄入量减少1/3总能量，其中碳水化合物占每日总能量的55%～60%，脂肪占每日总能量的25%～30%。高蛋白膳食，指每日蛋白质摄入量超过每日总能量的20%或1.5g/（kg·d），但不超过每日总能量的30%或＞2.0g/（kg·d）的膳食模式。教会孩子懂得吃什么，怎样吃才是科学的、合理的。平时应多吃些新鲜蔬果、粗粮、豆制品等；避免大吃大喝，高脂快餐、软饮料、甜食、冷饮、巧克力等。

2. 培养良好的行为习惯 矫正不良的饮食行为，改变不合理的进餐习惯：

（1）避免晚餐吃得过晚、过饱，建议晚上7点之后不再摄入食物。

（2）改变餐间吃零食和吃夜宵的习惯，可先用蔬菜代替小零食，逐步纠正改善餐间进食习惯。

（3）改变狼吞虎咽的习惯，培养细嚼慢咽的良好习惯。

3. 合理运动 应选择安全，有趣味性，价格便宜，便于长期坚持，能有效减少脂肪的运动。要让孩子知道如果每天坚持半小时的激烈运动，而其他的时候一有空就坐着，那是毫无意义的。

最佳的运动方案应该是除了在户外活动时完成高密度、低强度的运动量外，还要强调每天应有一定时间的体力活动（大约累计1小时）和减少久坐的时间（不应有每次超过1小时）。比如，来回上学途中以步代车；上下楼梯自己爬，不要坐电梯；在家里对孩子不要过分保护与溺爱，要鼓励他们做些简单的家务：扫地、铺床、洗碗、擦桌子等。

（李昕怡）

（二）情绪魔法，破茧成蝶——减重过程不良情绪调节策略

儿童减重是一个需要谨慎处理的过程，因为儿童的身体还在发育中，不当的减重方法可能会对他们的健康产生负面影响。在这个过程中，儿童可能会因为减重带来的压力、饮食限制、运动要求等因素而产生不良情绪。为了帮助儿童更好地应对这些情绪，以下是一些调整策略：

1. 理解并接纳儿童的情绪 首先，家长和监护人需要理解并接纳儿童在减重过程中可能出现的不良情绪，如焦虑、沮丧、挫败感等。这些情绪是正常的，因为儿童正在经历一种生活方式的改变。通过倾听和理解，家长可以与儿童建立更紧密的联系，并提供必要的支持。

2. 积极沟通与引导

（1）与儿童进行开放、诚实的沟通，了解他们的感受和困惑。

（2）鼓励儿童表达自己的情绪，不要压抑或忽视他们的感受。

（3）引导儿童以积极的方式看待减重过程，强调健康而非单纯的体重减轻。

3. 提供情感支持与鼓励

（1）家长和监护人应成为儿童的坚强后盾，给予他们持续的鼓

励和支持。

（2）在儿童取得进步时，及时给予正面的反馈和奖励。

（3）帮助儿童建立自信心，让他们相信自己能够克服困难并取得成功。

4. 认知行为疗法

（1）自我监控：如记录每天的饮食数据，记录运动频率强度等

（2）刺激控制：改变个体微环境，向有益方向引导，如家中不备任何小吃，睡前把运动服放在床边，提醒运动等。

（3）认知重建；设定合理的减重目标，可与儿童一起制订减重计划，确保目标既具有挑战性又可实现。强调健康的生活方式而非单一的体重数字。定期评估减重进展，并根据实际情况调整目标。

（4）压力管理：学会放松压力，如深呼吸、冥想等，比如当突然想吃某样食物时，可换个房间深呼吸几次，或冥想一分钟从而降低对食物的渴望。

（5）社会支持：加大参与范围，家人同学甚至社会相关活动都积极参与。

5. 寻求专业帮助 如果儿童的不良情绪持续存在且严重影响到他们的日常生活和减重计划，家长可以考虑寻求专业帮助。心理咨询师或儿童心理学家可以提供更具体的指导和支持，帮助儿童更好地应对减重过程中的情绪挑战。

综上所述，儿童减重过程中的不良情绪调整需要家长和监护人的细心关注和积极引导。通过理解、沟通、设定合理目标、提供情感支持、培养健康生活习惯以及寻求专业帮助等策略，可以帮助儿童更好地应对减重过程中的情绪挑战，实现健康、可持续的减重目标。

（李昕怡）

（三）自我镜鉴——减重过程中如何进行自我监测和效果评价

在减重过程中，监测与评估关键指标至关重要，有助于了解减重的进度和效果。

1. 建立明确的减重目标　在开始减重之前，首先需要确定明确的减重目标。这个目标应该是合理的、可行的和可测量的。

2. 记录体重和身体指标　为了准确评估减重进展和效果，建议定期记录和追踪体重和身体指标。每周测量体重、腰围、臀围等，将数据记录下来，并制作简单的图表进行可视化展示。

（1）体重

1）定期称重：每周称重1～2次，以了解体重变化。

2）注意波动：体重可能因水分、饮食等因素而波动，不要过分关注短期内的体重变化。

3）减肥期间没必要每天测量体重：由于饮食、喝水、运动和身体状况的不同，孩子每天的体重都会有所波动，一天里面体重的变化甚至能高达1～2kg。因此体重的测量我们可以让孩子一周测一次体重，也可以两周测一次体重。不过需要确保的是每次体重测量时身体的状况都是相同的，建议每次测量体重都安排在早上空腹排便后进行。

（2）体脂率

1）使用体脂秤：体脂秤可帮助了解体脂率、肌肉量等指标。

2）定期测量：每月测量一次体脂率，以了解减脂效果。

（3）腰围

1）准确测量：使用软尺，测量腰部最细处的围度。

2）跟踪变化：每月测量一次，记录变化，以了解腹部脂肪的减少情况。

3. 注意身体感受 除了体重和身体指标的改变，对孩子的身体感受也应该给予足够的重视。

（1）运动表现

1）记录运动量：记录每次运动的时间、强度和消耗能量。

2）监测进步：关注运动量的提升、耐力的增强等方面的进步。

（2）饮食记录

1）记录饮食：记录每天的饮食摄入，以了解能量摄入和营养分布以及有无暴饮暴食的情况。

2）分析饮食习惯：定期分析饮食记录，发现不良习惯并进行调整。

（3）睡眠质量

1）关注睡眠时长：确保每晚获得足够的睡眠，保持精力充沛。

2）监测睡眠质量：使用智能手环等设备，了解睡眠质量，如深度睡眠、浅度睡眠等。

4. 合理利用身体成分分析 身体成分分析是评估减肥效果的科学方法之一。通过测量身体的脂肪含量、肌肉含量、水分含量等数据，可以更准确地了解自己的体态变化。

正确评估孩子的减肥进展和效果是实现减重目标的重要环节。建立明确的减重目标，记录体重和身体指标，注意身体感受，合理利用身体成分分析都是评估减重效果的有效方法。

（李昕怡）

（四）平台迷雾，破解有道——减重过程如何突破“平台期”

减重平台期是减重过程中的一种正常现象，主要是体内能量消耗到一定程度时，机体产生了保护性抑制。我们要根据各个孩子自身状况分析其原因找到解决方法：

1. 能量超标　在平时饮食中摄入了能量高的食物如：奶茶、甜点、沙拉酱、红糖水、油脂高的食物。可以通过加强控制饮食突破，饮食方面应保持低糖、低脂饮食。

2. 碳水超标

（1）主食超标：粗杂粮如荞麦面、杂粮饭、山药、紫薯、芋头、干莲子等，还有南方烧菜调料放糖，也都会导致总碳水摄入过高。

（2）水果超标：每天吃3个以上水果会超标，孰不知2个水果=半碗米饭=1个馒头；也见于各类果干（葡萄干、香蕉干、红枣干等）。

3. 能量摄入过低　一日总能量低于1 000kcal，甚至长期处于500～600kcal，导致出现平台期。此时需要多吃，初期可能反弹0.5～1.5kg，但是随着饮食和运动持续，后期体重也会下降。

4. 蛋白质摄入不足　90%通过运动减肥不瘦的原因是肉蛋奶摄入不足，尤其是肉类摄入不足。

肉类是优质蛋白质的主要来源，100g肉类提供蛋白质是16～20g，而100ml牛奶为3g，100g鸡蛋白是10g左右，而优质蛋白质是构筑免疫力和肌肉合成的主要原料，少了优质蛋白质的话，肌肉合成减少，代谢与肌肉成正比，代谢也会下降，越运动肌肉消耗越多。

肌肉是先损耗后修复的过程，运动消耗的肌肉需要新的蛋白质补充刺激合成，若合成的肌肉小于消耗的肌肉，那么越运动肌肉损耗越多，代谢越低，那么体重自然也就越难以下降。

5. 碳水摄入不足　一日总碳水量低于100g为低碳水，低碳水可以短期速瘦，但是很容易导致平台期，后续还易导致体重大幅反弹或者更高。这种情况应该增加主食量，达到一日碳水所需，避免摄入甜点饮料，各种酱和糖果，而不是过度限制主食量。

6. 运动因素

（1）不运动，之前通过控制饮食来减重，导致平台。通过增加运动来突破，初期 30 分钟舒缓的健身操或者 30～40 分钟的快走慢跑，将运动融入生活。

（2）运动时间太短或运动强度不达标。每日运动太过分散，一次只有 10 分钟效果很差。还有就是持续时间能达到 30 分钟以上，但是速度太慢，导致强度低，减重不明显。

（3）除运动之外其他活动很少，比如每天除了 30 分钟慢跑外，几乎久坐室内，常见于课业繁忙的孩子。我们可以通过日常走路到车站，做家务，走楼梯不坐电梯，站着背书等增加能量消耗。

平台期是减重过程中的正常现象，切不可因短期内体重无变化而焦虑沮丧，甚至放弃努力。保持积极乐观的心态，坚信坚持科学的饮食与运动计划终将突破瓶颈。

（李昕怡）

（五）稳步前行，拒绝反弹——减重过程中体重反弹的预防和对待

减轻体重能有效治疗肥胖及与其相关的慢性代谢性疾病但减重后的体重反弹在肥胖治疗中较多存在，严重挫伤了减肥孩子的积极性。

体重反弹的原因：

1. 胰岛素敏感性　减重后随着胰岛素抵抗减轻，胰岛素敏感性改善，会促进脂肪合成导致体重反弹。

2. 环境因素　高能量、高脂肪饮食摄入、静止的生活方式容易产生肥胖，30%～40% 的肥胖患者受环境因素的影响。

3. 能量代谢　能量摄入大于消耗容易导致体内脂质过度积聚

而发生肥胖，而采用低能量饮食和运动治疗就是通过能量摄入小于消耗来针对性地降低体重，但仍不能阻止一部分减重后患者体重反弹。

4. 其他因素　减重是一个循序渐进的过程，不应操之过急，要逐渐达到减重目标。减重疗程越短体重反弹率越大，这提示了减重是一个长期不懈的过程，不能轻易放弃。

控制不利的环境因素将有效地防治减重后的体重反弹，包括饮食和运动治疗，行为治疗。

1. 饮食治疗　每天需要摄取的能量应根据减重的目标和肥胖程度来制定。如以减重 5%～10% 并长期维持作为靶目标，那么轻、中度肥胖的孩子可以选择每日 5 024～6 280kJ 的低能量饮食治疗，而高度肥胖的患者（BMI > 35kg/m^2）可以考虑每日 3 347kJ 的极低能量饮食治疗，特别是在合并活动障碍、睡眠呼吸暂停等并发症急需减重时。研究发现极低能量饮食治疗在 12～16 周时可以减重 15%～20%（12～20kg），其减重效果是低能量饮食治疗减重效果的两倍。但是由于极低能量饮食的能量过低，不宜长期应用，一般 12～16 周是安全的，并且要注意同时补充维生素和微量元素，其中蛋白质不能少于 60～80g/d。达到目的后要及时过渡到低能量饮食。极低能量饮食一般在 BMI 为 25～30kg/m^2 时不用，BMI > 30kg/m^2 时如减重效果不好可以考虑短期应用。

2. 运动治疗　应选择孩子喜欢的运动方式，例如：游泳，快走，骑自行车等；提供一个舒心、愉快的运动环境；运动时间每天不少于 40～60 分钟；每周运动次数 5～7 次，要缓慢减少运动量，例如原来每周每天都运动 1 个小时，可以逐渐减少为每天运动 45 分钟，再逐渐减少为每周运动 4 次左右。

3. 行为治疗正确设置减肥目标　肥胖孩子减重的期望值和治

疗效果常常有很大的差异，这会使他们丧失对治疗的信心和依从性，因此我们应根据孩子的肥胖程度制定一份个体化的、切实可行的减肥处方。

综上所述，防止减重后的体重反弹和治疗肥胖是同等重要。肥胖治疗是一个长期的过程，治疗方案要因人而异，及时调整。在达到减肥目标后不能放松管理，只有这样才能成功的维持体重不反弹。

（李昕怡）

（六）肠道乐章，轻盈畅通——儿童减重便秘解决方案

便秘是减重期间容易出现的一种常见症状，也有健康人的排便习惯，间隔为 2～3 天。

排除肿瘤因素或先天性疾病阻塞后可将便秘分为两类：痉挛性便秘和弛缓性便秘。不同原因所致便秘改善方案不同。

1. 痉挛性便秘 痉挛性便秘是指有阵发性腹痛，无固定部位，里急厚重，大便干燥呈深黑色，粪块呈球状。对于此种症状可通过以下方式解决：

（1）食物中应少渣，减轻肠道的刺激。禁食蔬菜及多纤维水果。

（2）多饮水及菜汁，保持肠道粪便中水分，以利通便。蜂蜜水也有助于通便。

（3）适当增加脂肪量，脂肪酸促进肠蠕动，有利于排便。

（4）进食洋粉（琼脂）制品，如洋粉冻、洋粉果汁冻或半养粉和魔芋制品等。因其在肠道中吸收水分，使粪便软化，又无刺激性，有利于排泄。

（5）进食对肠道有刺激性的食物，如产气的、辛辣的、浓茶、咖啡、咖喱等刺激性食物。

2. 弛缓性便秘 弛缓性便秘是指由于排便动力缺乏，膈肌、腹肌、肛提肌及肠平滑肌衰弱使收缩蠕动力减弱，引起便秘。对于此种症状可通过以下方式解决：

（1）多供给膳食纤维。粗纤维食物包括可溶性和不可溶性纤维，每天40g。

（2）多饮水，每天早晨空腹喝200～400ml蜂蜜水，每日饮水量不少于1 200ml。

（3）使用富含维生素B_1的食物，如粗粮、酵母、豆类及其制品等。维生素B_1可促进消化液分泌，维持和促进肠管蠕动，有利于排便。

（4）多食产气食物，以促进肠蠕动加快，有利于排便，如洋葱、萝卜、蒜苗等。

（5）适当增加高脂肪食物。油脂能直接润肠且其分解产物脂肪。脂肪酸有刺激肠蠕动作用。但是油炸、油煎、肥肉等油腻食物并不推荐，可适当增加炒菜油脂（每日不超过30g），或者食用坚果类食物（每日推荐10g左右）。

减肥期间便秘还可以通过物理方法或运动调整，适当对腹部进行顺时针按摩，能够加快肠道蠕动和消化，帮助改善便秘。日常活动较少可适当增加运动量，饭后不久坐。

（李昕怡）

（七）发丝守护，美丽绽放——减重期间脱发应对策略

在减重过程中，部分人可能会遭遇掉头发的困扰。这主要是由于减重期间饮食结构改变、营养摄入不足或不均衡，以及可能伴随的压力等因素所致。

首先，要确保充足的蛋白质摄入。蛋白质是头发的重要组成部

分，像瘦肉、鱼类、豆类、蛋类和奶制品等都是优质蛋白质的良好来源。例如，每日可摄入适量的鸡胸肉或鱼肉。同时铁元素有助于预防缺铁性贫血导致的脱发，可适当增加动物肝脏、菠菜等食物在饮食中的比例。

再者，合理的膳食安排也不可或缺。避免过度节食，保证每日三餐规律进食，每餐都应包含碳水化合物、蛋白质、脂肪、维生素和矿物质等营养素。例如，早餐可以是一杯牛奶、一片全麦面包和一个水煮蛋；午餐搭配糙米饭、一份炒青菜和适量的瘦肉；晚餐可食用红薯、清炒时蔬与豆腐等豆制品。

此外，减轻压力对缓解脱发同样关键。减重期间，因身体变化和饮食控制可能产生焦虑等情绪，而压力过大会加重脱发。可通过运动来减压，如每周进行 3～5 次、每次 30 分钟左右的慢跑、瑜伽或游泳；也可以培养兴趣爱好，像绘画、书法等，转移注意力，放松身心。

若脱发问题较为严重，建议及时就医，进行全面的身体检查，排查是否存在潜在疾病。在医生指导下，可适当补充一些营养补充剂或采用药物治疗。

总之，减重期间出现掉头发不必过度惊慌，通过调整饮食结构、保证营养均衡以及有效缓解压力等多方面措施，能够在实现减重目标的同时，最大程度减少脱发现象，维持头发的健康与美观。

（李昕怡）

五、如何看待减肥药

（一）减肥药物的利与弊——魔法药水还是双刃剑

在帮助“小胖墩”减肥的旅程中，许多家长或许听说过一些减肥药物。这些药物仿佛童话故事里的“魔法药水”，只要喝下去，脂肪就会悄悄消失，孩子们很快就变得苗条健康。听起来是不是有点心动？但事情真的有这么简单吗？

正如前文提到的，我们把孩子的身体比作一个装满“能量水”的大水池。如果进水管哗哗流，出水管滴滴答，水池的水位自然就上涨，孩子们也就成了“小胖墩”。那么，减肥药物在这个水池中扮演什么角色呢？它们就像是一种特殊的“阀门”，可以调节进水管的流量，或者加快出水管的排水速度。

然而，“魔法药水”都不是那么完美的，它们可能有副作用，会带来一些不适，比如恶心、呕吐、腹痛等，就像进水管被堵住了一样，孩子会感到不舒服。还有的孩子可能会出现头晕、疲倦等情况。更重要的是，减肥药物并非万能的仙丹。它们只能暂时帮助调节“进水”和“出水”，不能修复水池的整体系统。如果孩子过度依赖药物，而不改变不良的饮食和生活习惯，一旦停止用药，水池的水位会再次上涨，肥胖问题又会卷土重来。

所以，家长们在考虑给孩子使用减肥药物前要慎重。减肥药物需要在医生的指导下经过严格评估后才能使用，确保利大于弊。另外，与其寄希望于魔法药水，不如从源头入手：为进水管安装健康饮食的“过滤器”，确保进入水池的都是优质“能量水”；为出水管配备高效运动的“排水加速器”，让能量消耗更加顺畅。

（刘亚坤）

（二）如何看待市面上的各种减肥产品——别让孩子掉进减肥陷阱

在琳琅满目的减肥产品市场中，家长和孩子们仿佛进入了一个充满诱惑的魔法商店。各种产品被包装成能迅速消除多余体重的

“魔法药水”，让人眼花缭乱。然而，这些产品真的如广告所说的那样神奇吗？

1. 减肥茶和代餐粉——真的能“一饮瘦”吗？

减肥茶和代餐粉常被包装成快速减重的“神奇饮品”。然而，许多减肥茶通过利尿或导泻的作用，让人体暂时失去大量水分，体重秤上的数字似乎下降了，但实际减少的只是水分，并非真正的罪魁祸首“脂肪”。代餐粉往往缺乏全面的营养，长期食用可能导致孩子营养摄入不均衡，影响正常的生长发育。孩子正处于需要全面营养的关键时期，不能让他们的身体出现“短板”。

2. 减肥药物——是“灵丹妙药”还是“隐形炸弹”？

有些减肥药物被吹捧为快速减重的“灵丹妙药”，仿佛只要吃上一粒，就能轻松甩掉多余的脂肪。但是，这些药物的安全性和有效性往往未经过科学的论证。一些药物可能含有未标明的成分，可能危及健康和生命。儿童和青少年使用减肥药物时应选择经过药监局批准的、经过大量临床研究验证了安全性和有效性的药物，并且还要在医生的指导下使用。

3. 减肥器械和穿戴设备——真的能“躺着瘦”吗？

各种减肥腰带、震动仪等产品，声称无需运动即可减肥，听起来十分诱人。然而，科学研究表明，单靠这些设备，无法有效减少体内脂肪。就好比坐在沙发上戴着游泳圈，却指望自己学会游泳，显然不现实。

4. 保健品和“天然”产品——真的是“安全无害”吗？

很多产品打着“天然成分”的旗号，声称能安全有效地帮助减肥。然而，“天然”并不等于“安全”。“天然”的植物里可能藏着天然的有害物质，会导致过敏、肝肾损伤，甚至中毒。孩子的身体正处于敏感期，对外界物质的反应比大人更为敏感。盲目跟风使用这些产品，可能会给孩子带来难以挽回的伤害。

因此，家长和孩子们在考虑任何减肥产品前，务必听取专业医生或营养师的意见，确保安全性和有效性。

（刘亚坤）

（三）儿童减肥什么情况下需要用药治疗

在儿童减肥的旅程中，用药治疗就像是船上的“备用引擎”，只有在主要动力（健康饮食和运动）不足以推动前行时才会启用。那么，什么时候应该启动这个“备用引擎”呢?

正如我们前面提到的，孩子的身体就像一个能量“水池”。对于一些孩子来说，无论如何努力控制饮食和增加运动量，体重依然居高不下。这时候，用药就像是调整进水管流量的“阀门”，能够帮助减少食物的摄入。国内外多个儿童和青少年肥胖的诊疗指南指出，药物治疗通常适用于以下情况：12 岁以上的青少年，在 BMI 严重超标（即 BMI 大于 P_{95}）的基础上合并 2 型糖尿病、高血压、脂肪肝等一种或多种肥胖的并发症时。这种情况就像水池的水已经溢出，威胁到了周围的健康环境，需要用启用“备用引擎”加速减肥。另外，有些肥胖儿童虽然不到 12 岁，但是伴随严重的肥胖并发症，也需要及时启动“备用引擎”。

也有些孩子和家长已经坚持健康生活方式相当长一段时间，但体重依旧无法控制，似乎到了“瓶颈期”。在这种情况下，用药治疗可以视为突破瓶颈的“助推器”，帮助身体打破减重停滞的局面。2023 年，意大利的一项儿童和青少年肥胖诊治专家共识指出，经过生活方式的干预后，BMI 仍然严重肥胖（大于 P_{95} 的 1.2 倍）时，不管有没有伴随疾病，都可以考虑采用药物治疗。

有多种减肥药物已经在儿童和青少年中得到了充分的科学论

证。利拉鲁肽、司美格鲁肽等属于胰高血糖素样肽 -1（GLP-1）受体激动剂类药物，它们就像是身体的“食欲调节师”，通过降低饥饿感，让孩子们不愿多吃，减少“进水量”。而奥利司他则好比在“进水管”上安装了一个“过滤器”，阻挡一部分脂肪被身体吸收，同样起到减少“水池”水位的作用。然而，正如我们之前提到的，用药治疗是一把需要谨慎使用的“双刃剑”，可能带来一些副作用。医生在决定是否为孩子使用药物时，会进行全面的健康评估，考虑孩子的年龄、体重指数、伴随疾病等因素。

（刘亚坤）

六、中医减肥的妙招

（一）食疗秘方——药食同源的家常减重食谱

中医食疗源远流长，早在《黄帝内经》中就提出治病必须配合“五谷为养，五果为助，五畜为益，五菜为充”，意思是五谷粮食是养生的根本，水果、肉类、蔬菜则是补充剂，治病需要饮食配合才能事半功倍。中医食疗基于中医“医食同源”“药食同用”的理论思想，选取的原料多为常见食材，同时又具有药用价值，经过合适的烹饪加工，制作成具有食疗作用的膳食，既美味可口，又可防病治病。

儿童肥胖在中医辨证上大多为虚实夹杂证，所以我们常常选用健脾、化湿、通腑、理气、利水等类别的药膳材料，常见又很容易在菜市场或者超市等场所买到，例如茯苓、陈皮、泽泻、芹菜、莴苣、海藻、白萝卜、茉莉花、山楂、荷叶等。

这些药膳的烹饪方法不拘一格，但尽量简单、清淡，也可选用荷叶、决明子、菊花等开水泡开代茶饮。

在此列举几款药膳做法，简单易学，口感好，孩子容易接受，主要功效是健脾利湿、降脂减肥，安全有效。

1. 山楂粥

原料：山楂 30g，粳米 50g。

制作：先将山楂洗净，加入粳米，煮成稀粥。

2. 荷叶茶

原料：荷叶 30g。

制作：荷叶洗净，沸水冲泡，冲泡好的荷叶茶可以放进保温壶或者保温杯随时饮用。

3. 已芪粥

原料：防己 12g，黄芪 15g，白术 9g，甘草 3g，生姜、大枣各 3g，粳米 30g，食盐 1g，油 2g。

制作：先将药物煎水，滤去药渣，留药液，以药液加入粳米，煮成稀粥。

4. 茯苓饼

原料：茯苓粉 30g，米粉 50g，食盐 1g，油 2g。

制作：将所有原料加入适量清水调成糊状，用小火在平锅内烙成薄饼。

5. 盐渍三皮

原料：西瓜皮 200g 去蜡质外皮，冬瓜皮 30g 去绒毛外皮，黄瓜 400g 去除瓜瓤，食盐、味精各适量。

制作：将三皮切成条块状，置于容器中，用食盐、味精腌渍 12 小时，即可食用。

中医食疗注重整体调理，通过清热利湿、健脾消食的食材搭配，帮助儿童改善肥胖体质。家长需长期坚持健康饮食习惯，若体重问题严重，建议及时就医评估，避免自行使用药物或极端减肥方法。

（张建敏　匡锡菲）

（二）内服药方——草本调理的辨证奥秘

中医认为，儿童肥胖与外感湿邪、饮食不节、体质、情志因素有关。无论何种原因导致肥胖，皆因脾、胃、肝、肾功能失常，痰湿、脂膏积于体内，蕴于肌肤而发。根据不同体质、不同证型，选用的中药方剂也不同。

1. 经典方剂

（1）脾虚湿阻证：这类孩子吃的并不多，身体困重，虚胖浮肿，疲乏无力、腹胀便溏，舌淡红，苔薄腻。选用平胃散加减，健脾益气、化湿消肿。

（2）胃热湿阻证：这类孩子吃得多，容易饿，懒言少动，或口渴多饮，或大便干结，舌红，苔腻微黄。选用泻黄散加减，清胃泻热、除湿消肿。

（3）脾肾两虚证：这类孩子疲乏无力，腰酸腿软，畏寒肢冷，舌淡红，苔白。选用六君子汤合五子衍宗丸加减，补脾固肾、温阳化湿。

（4）阴虚内热证：这类孩子头昏眼花，头目胀痛，腰痛酸软，五心烦热，低热，舌尖红，苔薄。选用杞菊地黄丸加味，滋阴清热、减肥降脂。

（5）肝郁气滞证：这类孩子胸胁胀闷，胃脘痞满，月经不调，闭经，失眠多梦，舌质暗红，苔白或薄腻。选用柴胡疏肝散加减，疏肝理气、活血化瘀。

2. 中成药 防风通圣丸，用于胃热湿阻证；七消丸，用于阴虚内热证；参苓白术散，用于脾虚湿阻证。

3. 食疗方药

（1）带皮鲜冬瓜100g，粳米、薏苡仁各30g，煮粥。每日1次。

用于脾虚湿阻证。

（2）玫瑰花、代代花、茉莉花、川芎、荷叶各适量，开水冲饮。用于肝郁气滞证。

4. 单味药与药食同源

山楂：消食化积，降脂（可泡水或煮粥）。

荷叶：清热利湿，煎水代茶饮。

茯苓：健脾渗湿，可配伍煮汤。

薏苡仁：利水消肿，煮粥或打粉冲服。

决明子：润肠通便，适合便秘儿童（需炒制后使用）。

肥胖的病理是正虚邪实，以脾虚、脾肾两虚为本，痰、热、湿、滞、膏、脂为标，辨证有虚实之分，但多虚实兼夹，本虚标实，故治疗重在补虚泻实，以健脾补肾，涤痰除湿为主要法则。中医治疗以调理体质为主，不主张用通腑和逐水药物治疗肥胖症。单纯中药治疗效果欠佳者，可配合膳食调整、适当运动、行为矫正、针灸、推拿等方法综合应用。

（张建敏）

（三）外治招数——穴位贴敷、推拿、针灸的瘦身妙用

中医治疗儿童肥胖的外治疗法具有安全、副作用少等优势，尤其适用于服药困难的儿童。外治疗法通过刺激穴位或局部治疗，调节脏腑功能、促进代谢，达到减重并改善体质的效果。以下是几种常用的中医特色外治疗法：

1. 针刺　通过特定针具刺激经络穴位来调节内分泌，抑制食欲、促进代谢。常用穴位如中脘、天枢、足三里等，可根据体质不同增加穴位，如脾虚加足三里穴，胃热加内庭穴等。研究显示，针刺可调节胃肠道功能，促进机体对葡萄糖的利用，减少脂肪堆积，

调整内分泌水平。

2. 艾灸 利用温热效应刺激特定穴位，调整气血运行，适用于脾虚湿阻或脾肾阳虚型肥胖。常用穴位包括中脘、足三里等，艾灸能温补脾肾、祛湿化痰，帮助改善代谢异常和水肿问题。

3. 耳穴疗法 用王不留行籽或者磁珠贴压耳部穴位（如饥点、脾、胃、内分泌等），持续刺激以调节内分泌和食欲。此法可促进血液循环，加速肠道蠕动，辅助排出体内痰液，达到降脂效果。操作简便且无创，家长亦可协助孩子完成。

4. 穴位贴敷 是把一些特定的中药做成药贴，敷在特定的穴位（如天枢、关元等），药物经过皮肤吸收发挥药效，避免胃肠刺激，药物通过穴位－经络－脏腑的途径发挥药效，这种方法无创无痛，操作方便，儿童接受程度高。

5. 推拿疗法 在体表一定部位和特定穴位上运用手法，对人体产生机械刺激，使其营卫调和，气血流畅、调节脏腑功能、改善代谢，增强脾胃运化功能，促进脂肪分解，减少膏脂堆积。常用手法包括腹部按摩、捏脊等，操作简便且无痛苦。

6. 穴位埋针 是将揿针贴于穴位（如中脘、足三里）或耳穴（如饥点、内分泌），留置 24～48 小时，通过反复按压加强刺激效果，延长刺激时间。本法无痛且安全，能够抑制食欲并调节代谢。

7. 穴位埋线 是一种新的穴位刺激方法，它是将可吸收线埋入穴位，线体在缓慢吸收过程中能持续刺激穴位，从而调节脾胃功能。埋线具有短期强刺激与长期效应的双重优势，可有效降低体重指数并改善血脂水平。此疗法每 2 周治疗 1 次，减少孩子就诊频率，适合学业繁忙的儿童。

（张建敏　储雷雷）

七、手术减肥大揭秘

（一）哪些孩子需要“一刀解千愁”——儿童肥胖的手术适应证

当谈到手术减肥时，许多家长都会疑惑：“我的孩子真的需要动刀子吗？”毕竟，手术通常被视为对抗肥胖的“终极武器”。但问题是，对于还在长身体的孩子，手术真的是合适的选择吗？让我们一起来聊聊。

当孩子的体重变得过重，就背上了一个“沉重的背包”，里面塞满了健康隐患：高血压、糖尿病、睡眠呼吸暂停综合征等。有些孩子的体重可以达到同龄儿童的两倍以上，走路气喘吁吁，睡觉时鼾声如雷，白天总是疲惫不堪，学习成绩也直线下降。他们即使尝试了很长时间的“管住嘴”和“迈开腿”，甚至使用药物治疗，体重依然像顽固的“堡垒”一样难以攻破。这时，经过专业医生的全面评估，如果认为手术的益处远远超过风险，手术才可能成为一条值得考虑的选项。

那么，究竟哪些孩子适合接受手术治疗呢？根据现行的中国和国际指南，减重手术一般适用于 12 岁以上的重度肥胖儿童，尤其是当他们的健康问题已经严重影响到生活质量时。具体包括以下 3 种情况：

1. BMI 超过 $32.5kg/m^2$ 或达到所处生长曲线上 P_{95} 的 1.2 倍以上，并伴有一种或多种严重的肥胖并发症，比如阻塞性睡眠呼吸暂停综合征、2 型糖尿病、多囊卵巢综合征或重度脂肪性肝病等。

2. BMI 超过 $37.5kg/m^2$，并且有轻到中度的并发症，如高血压、胃食管反流或股骨头骨骺滑脱等。

然而，手术并不是万能的解决方案。对于青春期以前的孩子，一般不建议手术。为什么呢？因为他们的身体还在快速生长，手术会影响营养吸收，可能干扰正常发育。另外，如果孩子有情绪问题或饮食习惯不稳定，手术带来的效果可能不持久。此外，手术患儿需要术后长期的生活方式管理，如果家庭难以配合医生的术后管理建议，手术的效果可能也会大打折扣。手术只是“健康生活的起点”，真正的关键还在于术后生活方式的管理。

（刘亚坤）

（二）手术会按下生长暂停键吗——减重手术的风险

当考虑给孩子进行减重手术时，许多家长心中都会冒出一个大大的问号——手术会不会影响孩子的生长发育？毕竟，孩子就像一棵正在茁壮成长的小树，骨骼和器官都在迅速发育，任何干扰都可能引起担忧。那减重手术到底会不会让孩子的小树长歪或长不高呢？让我们一探究竟。

目前已经有足够的研究表明，对于符合条件的儿童和青少年肥胖患者，减重手术通常不会对身高的增长和骨骼的发育产生负面影响。实际上，肥胖本身才是压在孩子身上的“沉重负担”。过多的体重增加了对骨骼和关节的压力，时间一长，可能影响骨骼生长，也就阻碍了孩子身高的增长，还可能导致骨关节炎。就像给小树绑上了沙袋，小树就不容易长高，还可能长歪。相比之下，经过减重手术后，体重快速减轻，骨骼的负担也明显减轻，反而有助于身体的正常发育。像是解开了小树上那些沉重的沙袋，小树才能更自由地生长。

除了身体上的变化，减重手术的效果也对孩子的心理发育有着积极的影响。随着手术后体重的下降和体型的改善，原本因外貌和体型带来的自卑感会逐渐消失。孩子们变得更自信，社交活动也更加积极，孩子们在人际交往中也变得更有活力。这种自信心的提升，对他们的心理发育有着深远的影响。

然而，减重手术并不是没有风险的“灵丹妙药”。由于手术会改变胃或肠道的结构，孩子的胃容量减少，吃的食物变少，部分营养素的吸收也会受到影响。这就像是营养工厂缩小了生产线，可能导致一些重要的营养素的缺乏。尤其是钙、铁、维生素 D、维生素 B_{12} 等这些对于孩子的骨骼健康、免疫力和情绪稳定至关重要的营养素。因此，减重手术后孩子需要长期补充维生素和矿物质，并定期检查营养水平，及时发现并补充缺乏的营养元素，这是手术后保障孩子健康的关键一步。医生会根据每个孩子的具体情况制定营养补充计划，确保孩子能获得充足的微量营养素。

总的来说，只要把握好手术指征，减重手术对大多数重度肥胖的青少年不会带来显著的负面影响，反而能帮助他们卸下沉重的负担，迎来更健康的成长之路。

（刘亚坤）

（三）手术后多久能上学——术后康复指南

对于肥胖患儿和家长而言，减重手术后的恢复时间无疑是一个重要的关注点。特别是孩子能否尽快回到校园，恢复正常的学习生活以不影响学习成绩。

好消息是，减重手术通常通过微创方式进行，如腹腔镜袖状胃切除术和 Roux-en-Y 胃旁路手术。这些手术一般住院时间较短，手术后的恢复过程也较快。一般来说，孩子在术后的一到两周内就可以开始逐步恢复日常活动。当然，在手术后的前几天，孩子可能会经历一些不适，包括腹部刀口疼痛、恶心和疲劳。这些症状通常可以在一周内缓解。大部分孩子在出院后一到两周就能恢复基本的日常活动了。不过，手术对消化系统的调整需要一些时间，所以饮食恢复是一个循序渐进的过程。初期，孩子只能吃流质，之后逐步过渡到软食，最终恢复到正常饮食。

在术后两到四周内，孩子需要避免剧烈运动，以防止伤口开裂或影响内脏的愈合。但这并不意味着要整天躺在床上。轻度的活动，如在家中走动、做一些简单的伸展运动，反而有助于促进血液循环，减少术后并发症。

对于绝大多数接受减重手术的孩子，他们可以在术后两到四周内回到学校。然而，由于手术后饮食习惯和消化系统的变化，孩子在返校后可能需要特别的安排。比如，他们可能需要带营养补充品或定期喝水，以维持体能和防止脱水。此外，老师和家长的支持也很重要，尤其在孩子需要软食和多次进食时。家长应提前和老师沟通，确保孩子在校园中得到必要的帮助。

另外，减肥手术后孩子在饮食和心理的适应方面需要一个较长的过程。手术后的体重下降可能给孩子带来心理影响，他们需适应新的饮食方式和生活习惯。营养不良是减重手术后常见的问题，孩子需长期补充必要的微量元素，如钙、铁和维生素 D 等，以保障他们的生长发育。

总体来说，大多数孩子在术后两到四周内可以顺利重返校园，恢复正常的学习生活。但手术后的饮食和生活方式调整则需要更长的适应过程，家长和孩子要一起携手走过这个阶段，让健康和学习都不掉队。

（刘亚坤）

（四）儿童减重手术的未来——妥协之选还是科学救赎

对于严重肥胖的孩子来说，减重手术就像是一扇通向健康的大门。随着全球肥胖率的上升，越来越多的家长和儿科医生开始关注减重手术的效果，也有越来越多的临床研究开始报道这一领域的进展。

研究表明，减重手术在儿童和青少年群体中能带来显著的效果。以常见的袖状胃切除术和 Roux-en-Y 胃旁路术为例，手术后 1 年内，患儿的体重平均可以减少 25%～30%。更长时间的随访研究表明，手术后 10 年患儿的 BMI 比手术前仍低 20%。

减重手术带来的不仅仅是体重的变化，更重要的是它能帮助孩子解决一系列与肥胖相关的健康问题，以及带来心理和生活质量的提升。比如，2 型糖尿病和高血压等肥胖相关的并发症，在术后 3 年的缓解率分别达到了 95% 和 74%，血脂异常缓解率达到了 66%。

随着医学技术的不断进步，越来越多的新技术为肥胖儿童提供了更精准、安全的减重方案。在这些技术中，胃内球囊植入和内镜下十二指肠 - 空肠套管植入手术这两项新兴的技术，正逐步展现它们独特的优势。这两种内镜手术无需外科切口，且不改变消化道解剖结构，减重效果和目前的主流腹腔镜手术接近。未来内镜减重技术有望得到进一步发展，为儿童和青少年提供更加安全且不破坏器官结构的治疗，帮助他们轻松迈向健康的生活。

（刘亚坤）

第六章　儿童减肥误区知多少

一、减重饮食误区

（一）减肥≠挨饿——减肥饮食也需要丰盛

对于孩子们来说，瘦的理由或许各有不同，但胖的理由必然千篇一律——“多吃少动”是每个孩子与健康体魄之间的鸿沟。饮食的过度和运动的缺乏带来的超量摄入，是导致肥胖的主要原因。那么，是不是做到“少吃多动”的孩子，就可以成功减肥了呢？

“多动”，顾名思义就是增加运动量，但“少吃”却并不能和减肥饮食画等号——“吃得少”就代表“吃得对”吗？如果通过极端的手段节食减肥，长此以往，营养不良、免疫力下降、各种疾病都会随之而来，这些绝不是我们为了健康减肥的初衷。又或者，有的孩子通过牺牲早餐、午餐的摄入来节食减肥，但经过一整天充实的校园活动，晚餐克制不住“饿性大发”，比以往吃得更多，不仅三餐分布的比例失衡，还要过量摄入一些高油高糖食物以及升糖指数高的精细主食，就更加本末倒置了。

减肥不是简单的加减法数学题。拒绝手边的烤串儿、炸鸡，取消每周固定的奶茶环节，看似只是减少了几千卡的摄入，但实际需要做到的，远远不止是能量的精确计算，更是科学的饮食规划和生活方式的调整。让我们通过改变孩子餐盘的结构、调整一日三餐的比例、改掉挑食偏食的坏习惯，实现科学的减肥饮食。

中国营养学会发布的《中国居民膳食指南（2022）》中推荐：

每天至少摄入12种食物，而每周则要求25种以上，合理搭配。将孩子们菜单中高能量、高糖分的食物替换成优质蛋白，它们不仅可以提供充足的能量，还可以延长饱腹感，避免饭后犯困；同时，还要搭配大量的蔬菜，增加全谷物的摄入比例，让孩子们保持肠道的通畅，减肥饮食中丰富的食物种类也可以让味蕾保持新鲜感。如果可以同时丰富烹饪方法就更好了，让我们的孩子真正爱上健康的食物，爱上吃“原汁原味”的饭菜。

（常雨潇）

（二）不吃晚餐减肥？——当心减掉的是健康

如何才能高效地减肥？为自家孩子的体重感到焦虑的家长们，可能已经尝试了各种方法减重，更有甚者给孩子制定了“晚餐禁令”。可是，不吃晚饭真的能减肥成功吗？

首先，我们得明白，孩子正处在生长发育的关键时期，离不开营养的支持。就像是一棵茁壮的小树苗，每天都在努力长高长大，离不开土壤和空气的养分。晚餐为孩子一天的活动提供最后一份营养和能量，是必不可少的（见表6-1）。如果不吃晚餐，晚上血糖和能量供应不足，就像一台动力不足的发动机，晚间的学习效率也会受到影响。长期还会导致消化系统紊乱、睡眠质量下降，进而影响孩子的生长发育和免疫功能。

表6-1　儿童青少年三餐能量构成比

餐次	能量占比
早餐	25%～30%
午餐	30%～40%
晚餐	30%～35%

来源：《儿童青少年肥胖食养指南（2024年版）》。

其次，不吃晚餐也未必真能帮助减肥。儿童规律三餐对稳定代谢及食欲控制具有重要意义。不吃晚餐的孩子更容易昼夜节律紊乱、基础代谢率降低，还可能会在睡前代偿性进食，所以不吃晚餐非但不能帮助健康减重，而且可能会适得其反。因为人体是一台能量守恒的精密仪器，少吃一顿会自动开启“节能模式”——没有摄入的时候，减少能量消耗，同时在下一餐多多储存能量。

怎样才能在减重同时又保证足够的营养呢？三餐规律吃，尽量选择健康清淡低脂的食物，比如蔬菜、全谷物和优质蛋白；不吃油炸食品、甜品，戒掉零食，也能帮助控制能量。晚餐控制食量，切勿进食过多、过晚，以免增加胃肠道负担。

总之，孩子们的减肥之路上最需要的，是充足的营养、适当的运动、规律的生活和健康的心态，绝不只是少吃一顿晚餐能替代的。家有“小胖墩”的各位家长，不妨给孩子做一顿营养丰富的晚餐，支持他们茁壮成长吧！

（常雨潇　史晓燕）

（三）饱腹感“骗局”——把胃填满才是够营养吗

有种“饿”叫爷爷奶奶觉得你“饿”，家长总会觉得每顿饭让孩子多吃两口也是好的，吃进去的就是营养。但事实上，吃到把胃填满，甚至肚皮撑得鼓鼓才停下，未必是吃够营养。

“吃饱”的感觉，因人而异，和胃容量、吃的食量、吃的速度都有关。首先，胃像一个有弹性的口袋，从小过度喂养的孩子胃会被撑大，要想达到“吃饱”的感觉，通常需要的食量也会比正常胃容量的孩子更多。其次，吃饭过程中，“大脑”这个司令部要接收到“饱腹信号”也是需要时间的，如果孩子进食过快，即使胃饱了但是大脑还来不及接收“饱”的信号，嘴巴就会依旧保持进食，导致最后吃撑。

因此，建议每次吃饭的时间控制在 20 分钟左右，细嚼慢咽，切勿因为进餐时间过短而吃过量，增加肥胖风险。婴幼儿阶段，大人要注意观察孩子的饥饱信号，比如孩子出现扭头、推开勺子等表现，往往表示吃饱了，不宜再喂。当孩子越吃越慢，边吃边玩，也是一顿饭需要结束的信号。

那么孩子究竟吃多少才合适呢？ 2022 版的中国居民膳食指南就给出了各年龄段儿童的膳食宝塔（见图 4-8～图 4-11）。膳食宝塔分 5 层，从底层到顶层依次为：谷薯类，蔬菜水果类，动物性食物，奶类、大豆及坚果类，油盐及调味品。

此外，孩子的生长发育是检验膳食营养是否充足的金标准。如果孩子的体格指标正常，生长曲线维持稳定，就在一定程度上说明孩子吃得好，家长也无需太焦虑。拒绝过度喂养，健康合理饮食，让孩子轻松无负担地快乐成长！

（常雨潇　史晓燕）

（四）零糖饮料——是减肥救星还是代谢刺客

“零糖饮料”，绝对是近几年饮料界的大明星。“零糖可乐”“零糖奶茶”随处可见，到底“零糖”意味着什么？ “零糖”饮料真的可以随便喝吗？

一旦贴上“零糖”的标签，一瓶瓶饮料就好像变得完美了起来：口味好，无负担，让人心情愉悦，连大人都难以拒绝，更别说孩子们了。但事实上，“零糖饮料”并非“零糖”，不要被这看似完美的标签迷惑了视线。根据我国现行的食品安全标准，凡是糖含量低于 0.5g/100ml 的饮料就可以打上“零糖”的标签，然而饮料的其他成分依旧产生能量。而零糖饮料真正的“甜味秘密”其实是甜味剂，只需要添加一点就口感很甜，能量却比糖类低，包括了糖醇和一些代糖，比如我们常听到的“赤藓糖醇”“阿斯巴甜”“糖精”等。

这些小小的“甜头”，能够让饮料尝起来甜蜜蜜，但又不会让孩子们立刻受到“糖分小怪兽”的攻击——长胖、蛀牙可能都不会发生，听起来真是充满魔法。然而与此同时，代糖饮料并不是无懈可击的护盾，它们同样含有能量，并且长期使用也存在着健康风险。零糖饮料的长期饮用会让孩子们甜味上瘾，改变人体的葡萄糖代谢，扰乱肠道菌群的平衡，甚至有增加胰岛素抵抗的可能；另外，某些零糖饮料中含有的代糖物质，还可能引发血栓，导致某些心血管疾病发生。

所以，对于减肥人群来说，零糖饮料确实是控糖的“好帮手”，但并不意味着可以无限量使用，不能作为孩子日常的饮品。想让孩子喝得健康又开心，最好的选择永远是水。

（常雨潇　史晓燕）

（五）运动饮料——补充能量还是喝糖水

当饮料名称与“运动”两个字绑定起来，听上去好像就很健康，那么运动饮料适不适合孩子运动后的补充呢？诚然，当运动员们进行长时间、高强度的运动时，快速补充水分和电解质是非常有必要的，但并不推荐过量饮用，更不适合日常替代白开水饮用。

下面我们来一起探秘运动饮料的营养成分。

通常情况下，运动饮料的配料表中包括了糖、盐（钠）、电解质和水。为了避免剧烈运动后出现低血糖，运动饮料的含糖量可不低，但对于运动量不大或平时不怎么运动的孩子来说，运动饮料简直就是一颗“糖分炮弹”，比如在一瓶 600ml 的运动饮料中，所含糖分达 36g，相当于 8 块方糖。这颗炮弹不仅让孩子们的体重增加，攻击牙齿和内分泌系统，还让他们对甜味饮料产生依赖。

再说说盐分，也就是钠，为了恢复在运动中流失的电解质，它在运动饮料中同样有着相当的含量。和糖的道理相同，孩子们的日常活动并不像成年人一样剧烈，运动饮料的过度饮用会给孩子们的肾脏和心血管系统造成负担。

最后，我们来看家长们最为关心的营养问题。其实，运动饮料中的电解质并不能满足生长发育的需要，孩子们真正需要的蛋白质、维生素等营养元素在运动饮料中的添加非常有限。如果孩子存在营养不均衡的问题，应该通过合理饮食来补充营养，而非依靠运动饮料。

这样看来，好喝的运动饮料其实并不营养。那么儿童运动后建议喝什么呢？答案其实很简单——最普通，也是最健康的水。当孩子们进行常规的体育活动时，流失的少量电解质可以在常规餐食中得到补充，此时温水就是最好的补液选择，而进行长时间（＞1小时）的高强度运动后，则可以适当补充低糖或无糖电解质水。显然，运动饮料并非适合孩子的“营养品”，并不适合日常生活，反观随处可见的水，才是真正的“运动补给液”，充分得到灌溉的孩子们，自然能够成长为参天大树。

（常雨潇　史晓燕）

（六）水果代餐——甜蜜背后的果糖陷阱

“水果减肥法”一直是减肥界经久不衰的热门话题，在各式各样的社交平台上，水果好吃又低能量，很难让人不心动。水果代替正餐真的能减肥吗？适合孩子吗？答案恐怕就要画上一个大大的问号了。

所谓“水果减肥法”就是在一定时间内，通过将水果作为食物的主要来源，控制能量摄入，以达到快速减重的目的。水果富含维生素和膳食纤维，可以补充水分、电解质，适量进食确实对健康有益。但如果让孩子成天只吃水果，健康问题就随之而来了。

首先，儿童生长发育的过程就好像在建造房子，需要多种不同的原材料。骨骼肌肉生长、智力发育都需要足够的蛋白质、脂肪和碳水化合物来支持。孩子们摄入的蔬菜、优质肉类、米面等就像建设所需的水泥、沙子、钢筋等基础材料，有它们才能砌起高大的墙体；而水果，就像是混凝土中加入的砾石，可以让高墙更加坚实，但如果一段时间内仅仅输送砾石这一种原材料，建设工程就无法正常运转了。这个时候，孩子可能会变得疲劳、免疫力下降、注意力不集中，甚至影响生长发育的进程。

其次，水果中的糖分虽然纯天然，含量却不低。摄入过多糖分，不仅会导致血糖的大幅波动（见表 6-2），也可能出现蛀牙。不仅如此，如果让孩子天天吃水果，其他的食物就变得没那么有吸引力。长此以往，会导致孩子挑食、偏食，形成不良的饮食习惯。

表 6-2　常见水果的血糖指数

水果种类	血糖指数	水果种类	血糖指数
西瓜	72	苹果	36
樱桃	22	紫葡萄	43
桃	28	橘 / 柑	43
枣子	42	香蕉	52
梨	36	芒果	55

注：高血糖指数的食物，进入胃肠消化快、吸收率高，葡萄糖释放快、进入血液后峰值高；低血糖指数的食物，在胃肠中停留时间长、吸收率低，葡萄糖释放慢、进入血液后的峰值低、下降速度慢。（血糖指数＜ 55 为低血糖指数食物，在 55～70 之间为中等血糖指数食物，血糖指数＞ 70 为高 GI 食物）。

数据来源：《中国食物成分表标准版（第 6 版）》。

总之，水果可以作为儿童健康大厦中的“锦上添花”，但“水果减肥法”绝不是减肥的良计。想让孩子们健康地维持身材只需要均衡饮食加上适量运动，让他们的每日餐盘里有各种食物，蔬菜、蛋白质、健康脂肪一应俱全，同时鼓励适量运动——这才是他们成长的正确“食谱”。

（常雨潇　史晓燕）

（七）全谷物伪装术——“杂粮”食品真的低卡吗

在全民关注健康饮食的今天，“杂粮”食品成了风靡的减肥食品。好像大家在吃杂粮饼干或全麦面包时，总觉得自己吃得更健康、更轻盈，认为杂粮食品可以替代米饭作为主食存在。不过，对于减肥人群，“杂粮”食品真的比米饭更“友善”吗？

首先要明确的是，米饭——这位长期霸占餐桌的“主角”，虽然看起来平平无奇，却是不折不扣的低脂、低能量食品，且其中的脂肪通常以健康的不饱和脂肪为主。100g 米饭的能量是 116kcal 左右，如果你以为全麦面包或者杂粮饼干能量更低，就大错特错了。

虽然杂粮食品富含膳食纤维，饱腹感强，但是配料表里仍然无法缺少油、盐、糖等成分，更有甚者打着“低血糖指数”（升高血糖的速度和能力弱）、“低能量”的旗号，实则小麦粉依旧位于配料表的第一位。这就意味着它们提供能量的实力同样不容小觑。实际上，100g 杂粮饼干、面包提供的能量通常在 300～400kcal（具体数值取决于其配料）。

所以，不要被“杂粮”这两个字蒙蔽了双眼，虽然它们含有比精白米更多的纤维、维生素和矿物质，但依然是补充碳水化合物的“一员大将”，吃多了一样让人发胖。特别是对于孩子们生长发育需求来说，将杂粮食品作为代餐，其营养物质的含量是无法达标的。

因此，减肥期间的孩子们不应将杂粮食品作为主食的唯一来源。想要更好更健康地摄入杂粮，高纤维、低血糖指数的品种是首选，比如燕麦、糙米、藜麦、荞麦、玉米等。如何为孩子搭配好三餐？早餐可以选择便捷的钢切燕麦碗或自制杂粮豆浆；而午、晚餐可以用杂粮替换部分主食，比如糙米饭、藜麦面沙拉等。并且，还要合理搭配其他食物，如高蛋白质的肉类、蔬菜，以获得均衡的营养，避免因为单一食物的摄入而出现营养不良。另外，选择产品时，家长要注意成分表，尽量选择低糖、低脂、无添加的天然杂粮食品，避免因过多的添加剂而影响减肥效果。让孩子们的每一餐都营养均衡，才能有效“管住”小肚子，保持活力和健康！

（常雨潇）

二、体重管理与运动误区

（一）“长大自然会瘦”——可能未必如愿

总会听人说起这样的“成功案例”：我们家孩子小时候就是个不折不扣的“小胖墩”，没想到高一那年突然开始蹿个子，一年就蹿了十几厘米，唰地瘦了下来，再也没胖过！这样的经验分享不免让人心生希望——是不是我们家的孩子，长大之后也能自然而然瘦下来？

不得不说，儿童生长发育所消耗的能量多，这个特点是有利于减肥的。然而，科学研究表明，四成左右的肥胖儿童会成为肥胖青少年，并且 70%～80% 的青春前期肥胖会发展为成年肥胖。所以，超重和肥胖的儿童需要我们重点关注。小时候就有超重烦恼的孩子们，长大后“成功瘦身”的比例并不高，这是为什么呢？

打个比方，家长们希望孩子减掉的肉肉是他们体内的脂肪细胞。现在我们把体内的数不清的脂肪细胞看成许多个“小口袋”，在这些“口袋”里，甘油三酯被储存为脂肪，当它们装满了脂肪，“口袋”不够用了，我们的身体就会制造出更多的“口袋”储存脂肪，这时候孩子就会愈发“负重前行”了。每个人的“口袋”从出生前就开始形成，在儿童期及青春期大量增多，直至成年后数量趋于相对稳定，并不会因为减肥后“口袋”里的脂肪消耗而减少其本身的数量。所以儿童持续到成年的肥胖人群减肥，自然就比成年后发胖的人减肥更加困难。

反观那些“瘦身成功”的孩子们，减肥的过程中一定伴随着不良生活习惯的改善，比如适当减少食物摄入，注意营养均衡，加强体育运动，再加上生长发育消耗的能量，才能看似不经意地瘦下来。所以，小时候胖的孩子长大是否会瘦，主要取决于他们是否采取积极的措施来控制体重，减去体脂；不能掉以轻心，认为孩子长大自然就瘦下去了，重要的是健康饮食、运动习惯的培养，以此预防肥胖的发生发展。

（常雨潇）

（二）体重秤的谎言——体重下降才说明减肥有效吗

体重下降是否和减肥有效画等号呢？首先我们必须承认，减肥有效的标志之一，就是体重的下降。每个体重超标的孩子都有着这样的目标：努力减掉多余的重量，直至获得匀称的体型。但我们仍需明确，体重下降并不等同于减肥有效。

体重的组成是多方面的，人体成分包括了肌肉、脂肪、水分、骨骼等。如果在孩子减重的过程中，其他成分丢失过多，体脂肪的含量却并没有下降，那么就算体重有所降低，也不能说是有效的减肥。

举个比较典型的例子：当孩子进行不正确的节食减肥，只吃零食不吃正餐，能量和糖分的摄入丝毫不减，还大大减少了优质蛋白质的摄入，此时出现的体重下降，大多是以肌肉损失为代价的，而体脂未必减少，所以如此“减重”并不意味着“减肥”。

事实上，从科学的角度来说，观察体成分结构的变化比观察体重的变化更重要。虽然体重秤是一个便携的、即时的、家庭环境易获得的测量工具，方便家长们把体重作为孩子减肥的监测指标，但如果需要更精确的判断，还是应该定期到医疗机构进行体成分的测定。

同时，我们还需要监测各项生理代谢指标的变化，肥胖会并发相关糖脂代谢异常，有效的减肥在体脂下降的同时能看到孩子代谢指标的逐步改善。此外，孩子的心理情绪问题也是不可忽视的重点。减重是一场马拉松，而不是短跑比赛，贵在对正确生活方式的坚持。如果对体重变化过于敏感，反而会导致孩子产生焦虑心理而中途放弃。

因此，“体重下降”并非判断儿童减肥效果的唯一指标。减重过程中更应关注孩子的体成分、代谢指标变化以及生理机能和知信行的改变，应以培养健康生活方式及促进儿童的生长发育为目标，这才是衡量减肥效果的重要指标。

（常雨潇）

（三）体育课≠运动量——课后静态生活需警惕

生命在于运动，孩子该怎么运动、运动多久，都是家长们关心的话题。孩子上学之后，有了体育课似乎是有了运动保障，那回家就不需要运动了吗？显然不是，运动就像吃饭喝水一样，应该贯穿在我们的生活中并持之以恒。

体育课的确是孩子日常运动很重要的一部分，孩子们通过体育课可以学会体育锻炼的知识、技能，以及对体育的积极态度，但体育课并不能全部用来体育锻炼，老师还需要有教学时间，孩子们有时可能只是跑了两圈操场，做了几个跳跃，尝试了十几分钟的球类运动。因此，光体育课的时间是满足不了孩子在生长阶段的活动需要的。

我国教育部倡导：要保障中小学生每天综合体育活动时间不低于 2 小时，每天保证一节体育课，另外课后再锻炼 1 小时。运动不仅可以增强心肺功能、促进骨骼发育和提高免疫力，还对孩子们的心理健康发展有着重要影响。定期、定量运动能够帮助孩子释放压力、提高注意力、增强自信心。如果每天只有一节体育课的运动量是不能满足孩子健康所需的。所以，孩子放学回家后也要“起身动一动”，而不能长期静坐状态。

当然，运动也并非一定要大汗淋漓、动辄长跑几公里。可以让孩子们利用日常的碎片化时间做些简单的运动，比如跳操、跳绳、打球等；周末还可以全家一起去户外徒步。周末的户外亲子活动，一方面达到了锻炼、放松心情的目的，另一方面还可以增进亲子关系，共度温馨的家庭时光。

运动是健康的源泉，适量的运动可以让孩子的身体和心理都处于最佳状态。想让孩子更聪明、更健康、更快乐？那就不要错过每一个让他们动起来的机会！

（常雨潇）

（四）过度运动——让健身变成伤身

老话说得好：“一分耕耘，一分收获。”，因此也常听到家长说：“运动量上去了，孩子才瘦得快！”接着就看见孩子每天放学围着操场吭哧吭哧跑上七八圈，回家后还要跳绳几千个，累得叫苦不迭。

当孩子减肥时，真的运动量越多越好吗？让我们先了解一个概念：什么是运动负荷？它指在运动过程中我们对身体施加的“压力”，包括了三个要素：运动强度、持续时间和运动频率。由于每个人的体质有差异，平时的运动基础不一致，运动后所需的恢复时间也各有不同，所以每个人需要根据个人情况调整“三要素”，探索适合自己的运动负荷。

过大或过小的运动负荷都对我们的身体无益，过小不能达到锻炼减肥的目的，过大则可能引起健康问题，造成运动损伤。如果一味追求较大的运动量，导致乳酸生成过多，“压力激素”皮质醇分泌过量，产生巨大的疲劳感，反而会导致孩子们在日常生活中“畏首畏尾”“不敢乱动”，不仅影响到正常的学习生活状态，还会减少日常活动产生的基础能量消耗。

显然，适度的运动量和孩子的兴趣才是关键。比起让孩子拼命做运动，家长们更应该注重运动的种类和趣味性。比如，可以让孩子在闲暇时间参加游泳、打球、徒步等活动，既能消耗能量，又不至于让他们筋疲力尽。过度运动还会给我们的孩子带来心理负担，进行适量有趣的运动才更容易培养终身运动的习惯。毕竟我们的目的并不是让孩子成为“专业运动员”，如果减肥的目标因此变得无聊乏味，甚至让孩子产生反感，消磨了对运动的兴趣，结果就适得其反了。

总之，儿童减肥的关键不在于运动量的多少，而在于合理的运动安排和健康的饮食习惯。“科学耕耘，才有收获”，孩子的运动量越多不一定越好，减肥不应该成为一场“痛苦的战斗”，而是一个享受健康、愉悦生活的过程。

（常雨潇）

第七章　案例研究与成功故事

一、典型个案分析

（一）成功减重的倩倩

常见减肥方法，比如高蛋白饮食模式、轻断食减肥法、限能量平衡膳食等，在成人减肥中都能达到比较好的效果，但这些方法并不能完全照搬到儿童青少年减肥中。儿童的肝肾功能尚未发展完善，高蛋白对代谢压力较大，而且白天要上课，晚上作业多，空腹时间太长影响学习效率。儿童青少年的减肥应以安全、可持续为前提，在不阻碍生长发育、不影响学习和生活的基础上，控制摄入的总能量，做到平衡膳食。

在实际工作中，我们更多的是对生活方式进行指导，先让小朋友了解食物、认识能量，参考膳食宝塔和膳食餐盘，调整饮食结构，减少摄入高油脂、高淀粉和零食饮料，减肥就成功了一大半。另外，肥胖小朋友普遍体脂高肌肉含量少，需要加入运动保持肌肉量，减少在减肥过程中瘦体重的流失。

【案例】

倩倩（化名）第一次做膳食评估是2021年8月，那时是个10岁的小胖妞，身高153.1cm，体重62.7kg，体脂率41.5%，腰围93.3cm，臀围94.0cm。医生询问日常饮食，喜食主食、水果和零食，肉量和蔬菜量尚可。三餐主食多为面包、米饭、馒头等，家里经常做土豆。正是夏秋季节，天气炎热，应季水果丰富，冰棍冷饮食用多，经常能吃半个西瓜。评估结果总能量超出推荐量的10%（见图 7-1）。

各分类食物摄入量分析 /g

	谷类	豆类	蔬菜	菌藻	水果	禽肉	畜肉	乳类	蛋类	鱼类	油脂类	其他
摄入量	475	0	360	0	700	0	150	400	50	0	30	296

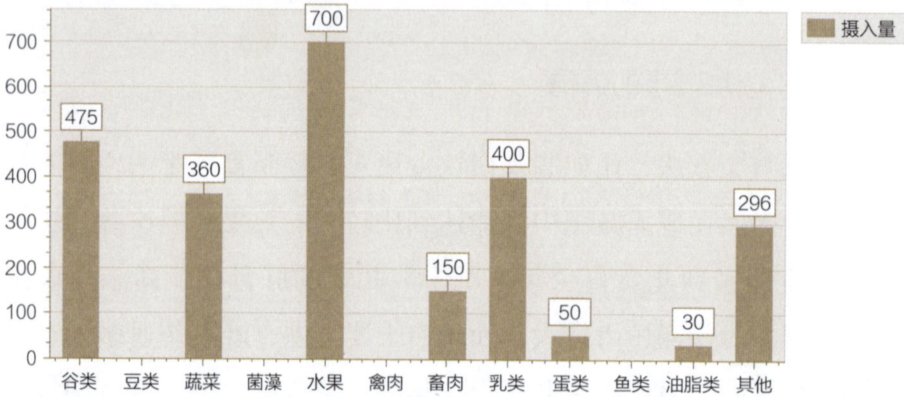

营养素摄入量分析

能量	千卡	2 076.67	1 900	109

图 7-1　倩倩膳食评估（减肥前）

营养师给予针对性饮食指导，主食增加粗粮，土豆也当作主食的一部分，水果每天200g，爱吃西瓜可以吃切角的一块，不吃零食，清淡少油，奶类、蛋类正常吃，可以增加白肉。运动方面，选择小朋友喜欢感兴趣的运动项目，以有氧运动为主，每天30～60分钟，外加每周2～3次的抗阻运动，如仰卧起坐、俯卧撑、自重深蹲等。

经过3个月的努力，倩倩成功瘦身9.7kg，身高增长2.0cm，体脂降到33.7%，肌肉稍有流失，腰围79.5cm，臀围85.0cm（见图 7-2）。

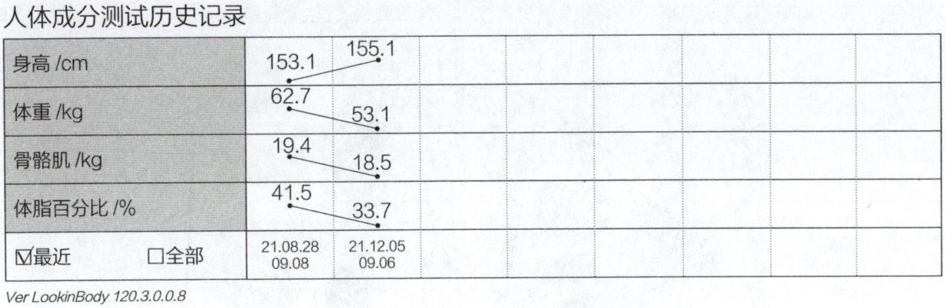

图 7-2 倩倩体成分测量报告

倩倩妈妈做得非常好，日常的饮食管理都有拍照记录，在复查时又做了一次膳食评估。早餐主食吃玉米，晚餐换为杂粮饭，水果放在早上吃控制了总量，肉类增加了瘦牛肉、去皮鸡腿、白灼虾，整体少油烹饪，总能量在推荐量的 60% 左右。运动方面，家长配合也非常到位，坚持每天游泳 1km + 跑步 1km + 跳绳 500 个 + 仰卧起坐 50 个（见图 7-3 和图 7-4）。

各分类食物摄入量分析 /g

	谷类	豆类	蔬菜	菌藻	水果	禽肉	畜肉	乳类	蛋类	鱼类	油脂类	其他
摄入量	350	0	285	0	150	100	100	320	50	75	20	0

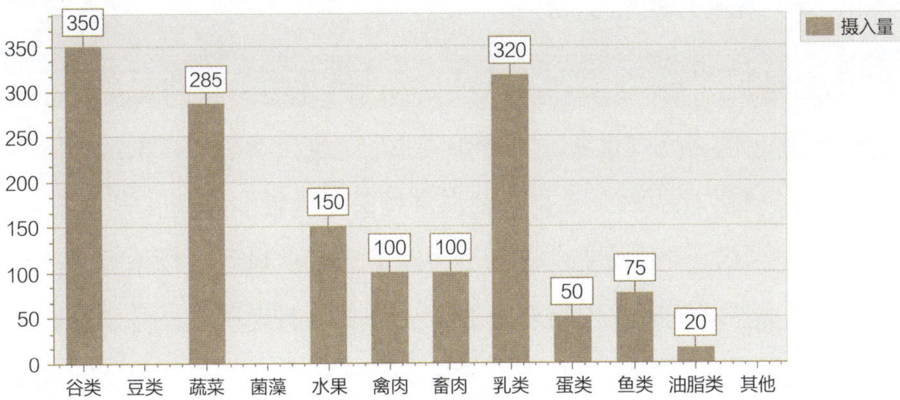

营养素摄入量分析

能量	千卡	1 175.19	1 900	62

图 7-3 倩倩膳食评估（减肥后）

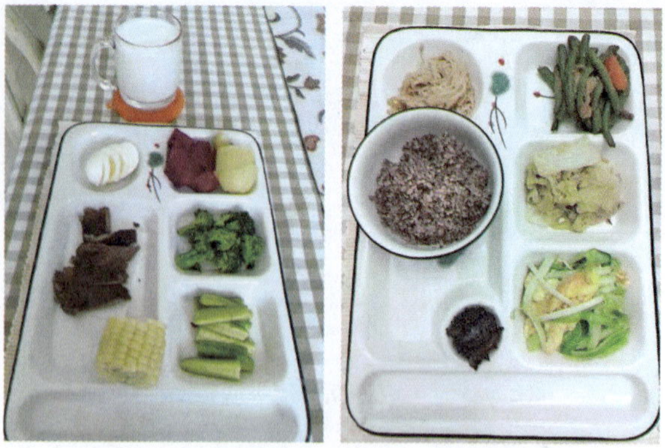

图 7-4 倩倩饮食记录（减肥后）

在我们管理的近千人的肥胖儿童青少年中，家长的执行力和孩子的配合度起到了决定性的作用。通常前 3～6 个月效果较好，孩子看到自己体重下降增强了信心。在零食的选择上，告别高能量的饼干、面包、薯片，选择蛋类、奶类、适量蔬果。全家人一起健康饮食，从此告别肥胖烦恼。

（叶梦璇）

（二）恢复开朗的小汤

【案例】

小汤（化名），10 岁，小学四年级学生，身高 141.3cm，体重 51.7kg，是班里最胖的孩子，备受同学嘲笑。她因此变得自卑、敏感，不愿与人交往，学习成绩也一落千丈。其父母意识到这样不行，决定帮助小汤减重。他们在咨询专业医师后为小汤制定了一个科学的减重计划，包括调整饮食、增加运动量以及心理疏导。起初，小汤对减重计划非常抗拒，但在父母和医生的耐心引导下，她逐渐开始尝试。

1. **自我认知的提升** 第 1 个月，小汤通过减少零食摄入和每天半小时的运动，体重开始缓慢下降。她发现自己能够坚持完成计划，这种成就感让她逐渐意识到自己是有能力做到减重的。她开始主动关注自己的进步，甚至主动记录每天的体重变化和运动情况。

2. 社交能力的增强　随着体重的下降，小汤开始愿意参加学校的集体活动。在一次班级组织的春游中，同学们还主动和她一起玩游戏，她的开朗和幽默也让同学们对她刮目相看。这次经历让她感受到集体的温暖，也让她逐渐放下了对社交的恐惧。

3. 情绪管理的改善　运动不仅帮助小汤减重，还让她的情绪变得更加稳定。每天的运动让她释放了压力，心情也变得更加愉快，不再因为小事而随便发脾气，不再害怕课堂上发言，甚至主动参加学校的朗诵比赛。现在的小丽整个人变得自信了许多。而且在减重过程中养成的健康生活习惯让小丽变得更加积极向上，她学会了制定目标并努力实现，这种积极的生活态度让她的学习和生活都变得更加充实。

肥胖不仅拉低了儿童的颜值，还在生理和心理上给儿童带来不同程度的负面影响。通过科学的减重计划和全方位的支持，孩子不仅能够恢复健康的体魄，还能培养出自信、积极和责任感等优秀的性格品质。家长和社会应共同努力，为孩子的健康成长创造良好的环境，帮助他们成为更好的自己。

（张芳）

（三）减重过程一定是曲线而不是直线

【案例】

在儿童减肥门诊，11 岁的小明（化名）体重已达 46.3kg，BMI 严重超标。父母在得知情况后焦急地询问医生："能不能 1 个月减掉 10 斤?"

1. 减肥初期的挫折与反复　小明开始减肥的第 1 个月，在医生指导下制定了严格的饮食和运动计划。坚持两周后，他成功减重 1.2kg，"那减肥也太简单啦！"他这样开心地想。当他在同学聚会上忍不住吃了三块蛋糕后再次称重时，体重又反弹了 0.3kg。这种反复在儿童减肥过程中极为常见，孩子的自制力尚未完全成熟而易受到外界诱惑。家长需要理解，这种反复不是失败，而是儿童减肥的必经阶段。重要的是帮助孩子建立正确的认知：偶尔的放纵不会毁掉整个减肥计划，关键是要及时回到正轨。

2. 平台期的困惑与突破 经过两个月的努力，小明的体重降到了 42.1kg，但随后一个月体重纹丝不动。这个平台期让小明和家人倍感焦虑。医生解释说，这是身体在适应新的代谢平衡，需要调整运动强度和饮食结构。在专业医生建议下，小明开始尝试新的运动项目，从单一的跑步扩展到游泳、篮球等多样化运动。饮食方面也增加了优质蛋白质，减少了精制碳水化合物的摄入。两个月后，体重终于又开始继续下降。

3. 建立健康的生活方式 经过一年的努力，小明的体重稳定在 40.1kg，更重要的是养成了良好的生活习惯。他学会了选择健康的食物，每天保持适量运动，不再把减肥当作负担，而是将其视为生活的一部分。

减重过程一定是曲线而不是直线，保持耐心和坚持，不纠结于短期的体重波动，理解到减肥是一个长期的过程，需要给自己充足的时间去适应新的饮食习惯和运动模式。

（张芳）

（四）每一个成功减肥的孩子都离不开父母的坚持和陪伴

【案例】

夏夜的蝉鸣声中，11 岁的小童（化名）看着镜子里那个圆滚滚的身影不敢直视。她也试过减肥，可每次总以失败告终。

“闺女，明天早上我们一起去晨跑吧。”父亲推开房门时，手里攥着下班回来后查找的运动计划表。母亲则默默将冰箱里的碳酸饮料换成新鲜果蔬汁。这场没有硝烟的“减肥战役”，在父母温柔的坚持中悄然打响。

清晨6点半的公园跑道，父亲提着温水，母亲用手机记录小童的步频数据。起初她只能跑两圈就气喘吁吁，父亲便陪着她改成快走。当小童因体重下降缓慢而沮丧时，母亲翻出他3个月前的照片：“你看，腰围已经减了4cm呢！”小童在开心自己减肥有成效的同时，和父母的情感交流也加深了很多。

周末家庭聚餐成了营养实践课，父亲研究出用魔芋粉替代淀粉的饺子皮，母亲把奶油蛋糕改良成低卡的燕麦粗粮。当小童忍不住偷吃薯片时，父母不会责备，而是带他去超市对比食品标签的能量差异。“控制饮食”并不是冰冷的戒律，而是需要全家共同参与的生活实践。在半年后的校园运动会上，小童作为班级接力赛最后一棒，在父母的呐喊声中冲过了终点线。当她拿着奖牌蹦蹦跳跳地来到父母面前时，三个人都不约而同地笑了起来。

国家《“体重管理年”活动实施方案》里提到学生体重管理，指出“要强化父母是儿童健康教育第一任老师的责任”。减肥的成功需要很强的毅力，而儿童的自我控制能力较弱，这便需要家长的陪伴与支持。同时，家长应该发挥榜样作用，以身作则，与孩子一起规划健康、实现共赢。

（张芳）

二、科学减重的实践经验

（一）如何成功开展儿童减重训练营

苏州大学附属儿童医院开展儿童减重成长营，打造肥胖管理特色公益项目。

近四年来苏州大学附属儿童医院整合妇联、街道、媒体、社会志愿者等多方资源，开展“小胖墩享瘦成长营”“儿童减重夏令营”“少儿减重训练营”等活动共五期，打造具有苏州特色的儿童减重公益项目。

减重营项目整合了儿科医师、注册营养师、苏州大学体育学院鲍捷教授团队等多学科专家，在参考国内外大量文献的基础上，设计了短期半封闭式运动加定量饮食干预方案，并采用团体心率监测系统实时观察和记录运动者心率，确保运动强度和安全性。通过分析肥胖儿童减重前后身体形态、身体成分以及身体素质的综合变化，评价减重营方案的安全性及有效性。

该项目启动至今累计招募了130余名肥胖且伴有不同程度并发症的儿童，通过每期不少于一周的减重营管理，实现了平均体重下降1.28kg，平均腰围减少3cm，平均臀围减少1.46cm，平均体脂率下降2%，高脂血症一周内全部改善，高胰岛素血症比例下降80%以上的显著成效。儿童减重的适宜技术与方案通过儿科进修学院儿童肥胖管理的专题实践，以输血和造血的方式推广至各分级诊疗单位并得到进一步的实践和应用，让更多孩子可以就近享受优质高效的医疗服务，用心用情促进孩子们的健康成长。

（张芳）

（二）社区医生在儿童肥胖防治过程中起到哪些作用

近年来，我国儿童青少年肥胖问题日益严峻。据《中国居民营养与慢性病状况报告》显示，6～17岁儿童青少年超重肥胖率已接近20%。面对这一挑战，社区医生作为基层健康服务的第一道防线，正通过健康宣教、个性化干预和多方协作等方式，在儿童肥胖防治中发挥着不可替代的作用。

1. 健康宣教——从“被动治疗”到“主动预防”。社区医生深知“防大于治”的理念，通过生动有趣的科普活动，将健康知识渗透到儿童与家长的生活中。例如，江西赣州南市街社区联合幼儿园开展的“儿童预防肥胖知识”宣讲活动，社区医生将肥胖的危害转化为绘本故事和互动游戏，让孩子们在角色扮演中理解均衡饮食的重要性。同时，家长通过医生讲解的“饮食红绿灯法则”掌握了科学配餐技巧。这种寓教于乐的方式打破了传统说教模式，使健康意识真正入脑入心。

2. 个性化干预——从“单一方案”到“精准施策”。儿童肥胖的病因复杂，涉及遗传、饮食、运动等多重因素。社区医生依托贴近居民的优势，为肥胖儿童提供“一人一策”的个性化服务。贵州遵义市的中医药干预试点项目中，社区医生联合中医院专家，通过体质辨识将肥胖儿童分为“痰湿型”“气虚型”等类别，并量身定制调理方案。例如，针对代谢缓慢的儿童，医生采用中药茶饮配合穴位按摩；对于情绪性进食的青少年，则引入中医情志疗法。一年后，超 80% 的干预对象体重下降，血脂、血糖等指标明显改善。

3. 多方联动——从“单兵作战”到“网络协同”。儿童肥胖防治需要家庭、学校、医疗机构等多方参与，而社区医生正是串联各环节的“枢纽”。在多地实践中，社区医生主动走进校园，与校医合作建立学生健康档案，定期监测体重变化，甚至推动学校食堂提供“营养餐谱”。此外，他们通过组建家长微信群、开展亲子健康打卡活动，将健康管理延伸至家庭之中。

在儿童肥胖防治中，社区医生们发挥着“健康守门人”作用，其成功关键在于将医学干预融入生活场景，通过赋能家庭实现健康促进的可持续性。这种以社区为基础、以医生为主导的防控模式，为儿童肥胖这样的慢性病管理提供了可复制的有效实践范本。

（张芳）

（三）儿童肥胖防治如何实现分级诊疗

近年来，随着生活水平的提高，儿童肥胖率亦不断攀升。面对目前基层医疗机构“防不住”、三甲医院“治不完”的困境，如何实现高效、科学的防治？分级诊疗模式给出了答案——通过社区、市医院和市卫生部门的三级联动，形成“筛查 - 干预 - 管理 - 防控”的闭环体系，让儿童肥胖防治更精准、更可持续。

1. 社区诊疗干预（一级防线） 儿童肥胖社区防治点是肥胖管理的主要场所和最重要的实施单位。各防治点需组织相关医护人员接受儿童肥胖区域指导中心的培训工作。轻度肥胖及超重儿童直接在防治点治疗并随访，同时强化家长对肥胖患儿的健康管理。中重度肥胖儿童，已知有肥胖并发症的儿童以及存在慢性病风险的肥胖儿童需及时向上转诊至县级市或市级儿童肥胖区域防治指导中心。

2. 市级防治指导（二级防线） 市级儿童肥胖区域防治指导中心在儿童肥胖分级管理中发挥核心作用，需要具备专业的肥胖治疗团队和肥胖相关临床科室。开展儿童肥胖防治相关的技术指导、专科诊治、临床质控等工作，并指导市（区）区域防治指导中心，及培训社区防治点。同时，市（区）儿童肥胖区域防治指导中心也在儿童肥胖分级管理中起着中间纽带的作用，协助市级防治指导中心对社区医院医护人员进行肥胖的相关培训，接收社区上转的中重度肥胖儿童进行随访管理，并根据管理效果及时上转至市级中心实施精准化治疗或下转回社区随访管理，上下联动、双向转诊。

3. 市级行政管理（三级防线） 市卫生计生行政部门负责全市

学龄前儿童肥胖防治项目的组织实施，出台各级儿童肥胖区域防治指导中心和防治点建设标准，开发适宜在家庭及学校开展、便于肥胖儿童家庭自我管理的儿童肥胖相关的信息软件和管理产品。开展现场督导，及时协调解决出现的问题。

在厦门市，分级诊疗模式已显现出显著成效。社区通过家庭医生团队管理轻度肥胖儿童，市医院多学科门诊年接诊转诊患者超500例，而市疾控中心发布的报告显示，2020—2023年全市儿童肥胖率下降3.2%。这一成果的背后，是三级机构各司其职、紧密协作的结果。

儿童健康关乎国家未来，通过分级诊疗，实现儿童肥胖的早期发现、早期干预和有效管理，减少肥胖及相关并发症的发生，也为其他慢性病的早防早控提供了系统化解决方案，促进儿童健康成长。

（张芳）

（四）儿童减重的多学科团队是如何分工协作的

【案例】

13岁的小明（化名），BMI达到37kg/m^2，伴有轻度胰岛素抵抗和脂肪肝。他在学校常因肥胖而自卑，与同学交流越来越少，情绪低落时还会暴饮暴食。父母十分担心，带他来到医院，寻求多学科团队的帮助。医院的儿科多学科团队共同对小明进行了评估，制定了详细的个性化治疗方案。

1. 初次评估与方案制定 内分泌科医生是小明的主诊医生，负责监测他的代谢指标，通过检查确认了胰岛素抵抗的情况。医生建议进行严格的生活方式干预。

2. 减重外科医生评估 减重外科医生对小明进行了评估。尽管符合手术干预的指征，医生指出由于小明年龄较小且并发症在一定程度上是可逆的，首选是多学科干预。会在其他治疗无效时再考虑手术。

3. 营养干预 营养师为小明和家长制定了饮食计划，建议他减少含糖饮料、甜食等高能量食物的摄入，增加蔬菜水果的摄入。同时，他们还使用“红绿灯饮食法”进行食品分类，以简单直观的方式帮助小明选择绿色健康食物，逐步远离红灯类高能量零食。

4. 运动指导 运动康复团队为小明设计了渐进式运动方案，从每周三次、每次 30 分钟的户外活动开始，逐步增加运动强度和时间。同时，建议他使用计步器监测运动量，通过记录进步建立自信心，并鼓励父母一起参与活动，让运动成为家庭习惯。

5. 心理支持 心理科医生通过行为干预，教小明用绘画和冥想应对压力，逐渐替代情绪化进食。心理医生还指导家长支持小明的情绪和健康选择，使家庭成为他的情感支持体系。

6. 定期随访与方案调整 多学科团队对小明每个月进行一次随访。监控小明的胰岛素水平变化，检查饮食计划的执行情况并调整方案，根据他的进展逐步增加运动量。根据小明遇到的问题和出现的异常指标，调整治疗方案。

7. 最终成果 经过一年的努力和多学科团队的支持，小明的 BMI 下降到 32kg/m^2，胰岛素抵抗和脂肪肝症状显著改善，情绪也逐渐稳定，自信心大幅提升。尽管减肥的路还有很长，但他在日常生活中已逐步养成健康的饮食与运动习惯，父母也学会了如何支持他。小明的健康之路才刚开始，未来他将继续坚持健康的生活，彻底摘掉“小胖墩”的帽子。

（刘亚坤）

三、减重前沿与科学探索

（一）国际上在儿童肥胖防治方面有哪些值得借鉴的经验和做法

在国际范围内，儿童肥胖的防治已成为各国政府和医疗机构共同面对的重要挑战。通过总结多国指南和成功经验，我们可以发现一些具有广泛借鉴意义的方法和策略。

1. **多学科综合干预**　美国儿科协会的指南指出，多学科参与的以家庭为中心的综合干预措施非常有效。由营养师、心理学家、运动生理学家等组成的医疗团队，共同为儿童及其家庭提供长期的综合支持。这种多学科团队模式通过不同专业的协作，有助于确保治疗的多样性和持续性，显著提高儿童肥胖管理的成功率。

2. **早期干预与长期管理**　2023 年，意大利的一项儿童肥胖防治指南强调，在 6～9 岁之间开展干预措施能够显著降低 BMI。瑞典案例显示，在三年期项目中，这一年龄段的儿童有 58% 实现了 BMI 的显著降低，明显优于青少年期的干预效果。这表明，早期介入并坚持长期管理，能够在儿童成长过程中有效控制肥胖。

3. **饮食与行为调整**　英国广泛推行的“食物红绿灯”是一种通过简单的颜色编码来引导儿童合理饮食的策略。绿色代表低能量、可自由食用的食物；黄色代表中等能量、应适量食用的食物；红色则为高能量、需限制食用的食物。文献报道，采用这种饮食法的儿童在 BMI、腰围和体脂肪等方面均有明显改善。

4. **心理支持与社会因素的关注**　美国儿科协会特别提到，体重污名化会导致儿童心理健康问题，进而影响他们参与治疗和保持健康行为的能力。2023 年，美国的一项儿童和青少年肥胖诊治指南中倡议“减少体重污名化”。减少体重偏见、培养医生和社区对体重问题的理解，是提升儿童肥胖管理效果的重要一环。通过创造包容和理解的环境，家庭和社会可以更有效地支持儿童的减重。

5. 政策干预与社会支持 墨西哥通过实施针对含糖饮料和高能量食品的专项税政策，有效减少了这些食品的消费，成为政策干预的成功范例。此项政策的实施显著降低了含糖饮料的销售量，为全球其他国家提供了政策干预的宝贵借鉴。

6. 药物和手术干预 对于生活方式干预无效的青少年，药物治疗和代谢减重手术成为有效的补充手段。2023 年，意大利的一项指南提出，近年来一些新药物在青少年中的应用显示出良好的效果，而手术干预则适用于极端肥胖的案例。这些治疗方法的引入扩展了医生在治疗重度肥胖儿童时的选择范围。

（刘亚坤）

（二）在儿童肥胖防治领域有哪些新的科学发现和突破

在过去的几年里，儿童肥胖防治领域涌现了许多令人振奋的科学新发现和突破。这些进展主要涵盖了多学科综合干预、药物治疗、创新手术方式以及数字化健康技术的应用等方面。让我们一起来看看这些新进展，了解它们如何为孩子们的健康带来新的希望。

1. 多学科综合干预的优化 儿童肥胖的防治越来越依赖于多学科综合干预模式。临床研究显示，综合了营养学、运动医学、心理学和儿科学的多学科干预是更为有效的策略。儿童肥胖诊疗指南特别强调了多学科团队在制定个性化干预方案时的重要性，尤其是在针对不同代谢类型的肥胖儿童时。

2. 药物治疗的进展 药物治疗在儿童肥胖管理中正逐步得到认可。GLP-1 受体激动剂，如利拉鲁肽、司美格鲁肽，在青少年肥胖治疗中展示了积极的效果，并且已获批用于 12 岁以上儿童肥胖的治疗。

3. **创新的手术方式**　无创和可逆的手术方式逐渐在儿童肥胖治疗中显现出潜力。例如，内镜下十二指肠 - 空肠套管置入术是一种新型、可逆的微创手术，已在成人肥胖和代谢综合征中获得成功。国内外都在探索这种方式在儿童肥胖治疗中的效果。

4. **数字化健康干预**　电子健康技术在儿童肥胖防治中的应用逐渐增多。通过应用程序和在线平台，儿童及其家庭可以获得个性化的健康指导和支持。美国儿科学会指南特别提到，利用数字工具促进儿童的身体活动和健康饮食，可提高参与度和依从性，成为辅助治疗的重要补充。

5. **早期干预和生命早期因素**　科学家们发现，孩子的肥胖风险早在生命的早期就开始形成了。妈妈在孕期的健康状况、饮食习惯，甚至婴儿期的喂养方式（如母乳喂养），都对孩子未来的健康产生深远影响。这意味着，肥胖防治应该“从娃娃抓起”，甚至“从妈妈肚子里抓起”。孕妈妈保持健康的生活方式，合理添加辅食，都有助于降低孩子未来的肥胖风险。

这些新的发现和突破，为儿童肥胖防治提供了更多的选择和希望。正如以往许多被攻克的疾病，儿童肥胖的预防和治疗策略方式也将越来越安全、有效。

（刘亚坤）

第八章　减重食谱参考与营养素分析

不同年龄段儿童减重食谱示例（含营养素分析）

一日食谱（4～5 岁减重食谱每日能量 1 000kcal）

食谱清单	早餐	蔬菜鸡蛋饼（面粉 40g、圆白菜 20g、西葫芦 10g、胡萝卜 5g、鸡蛋 1 个 50g）、牛奶 100ml、油 1g、盐 0.5g
	点心	脱脂牛奶（100ml）
	午餐	紫米饭（大米 40g、紫米 10g）、番茄鱼片（黑鱼片 30g、番茄 50g）、彩椒莴苣丝（彩椒 10g、莴苣 60g）、青菜虾米豆腐羹（青菜 20g、小虾米 5g、嫩豆腐 10g）、油 8g、盐 1.5g
	点心	梨（梨 100g）、脱脂牛奶 100ml
	晚餐	红薯二米饭（大米 25g、小米 5g、红薯 5g）、彩椒牛肉粒（彩椒 40g、牛里脊 30g）、蚝油生菜（生菜 50g）、山药胡萝卜排骨汤（山药 10g、胡萝卜 10g、排骨 20g）、油 6g、盐 1g
	点心	脱脂牛奶（100ml）
各类食物摄入量	谷薯类 135g、蔬菜 275g、水果 100g、动物性食物（畜禽鱼）85g、蛋类 50g、奶及奶制品 400ml、豆制品 10g、油 15g、加碘盐 3g	
各餐次供能比	早餐 + 早点 32%，午餐 + 午点 38%，晚餐 + 晚点 30%	

续表

宏量营养素构成	总摄入能量约 1 036kcal，蛋白质 20%，碳水化合物 52%，脂肪 28%。优质蛋白来源 68%。钙摄入约 613mg
食谱点评	蔬菜中含有丰富的维生素、矿物质和膳食纤维，且能量低；一般深色蔬菜（如绿、红、橙、黄、紫）的 β-胡萝卜素、维生素 B_2 和维生素 C 较高，也是植物化合物的良好来源

一日食谱（6 岁减重食谱每日能量 1 100kcal）

<table>
<tr><td rowspan="5">食谱清单</td><td>早餐</td><td>紫薯包（面粉 40g、紫薯 20g）、蒸蛋（鸡蛋 50g）、牛奶 100ml</td></tr>
<tr><td>点心</td><td>脱脂牛奶（150ml）</td></tr>
<tr><td>午餐</td><td>什锦小米饭（大米 40g、小米 15g、虾仁 40g、西葫芦 30g、豌豆 10g、胡萝卜 10g）、茄汁花菜（西红柿 50g、花菜 60g）、虾皮牡蛎萝卜丝汤（虾皮 5g、牡蛎肉 10g、白萝卜 20g）、油 7g、盐 2g</td></tr>
<tr><td>点心</td><td>苹果（苹果 100g），牛奶 100ml</td></tr>
<tr><td>晚餐</td><td>菠菜面（面粉 45g、鸡胸肉 20g、菠菜 100g、绿豆芽 20g、胡萝卜 10g）、西红柿牛肉羹（西红柿 60g、牛里脊 5g、嫩豆腐 10g、香菇 5g）、油 8g、盐 2g</td></tr>
<tr><td>各类食物摄入量</td><td colspan="2">谷薯类 160g、蔬菜 375g、水果 100g、动物性食物（畜禽鱼）80g、蛋类 50g、奶及奶制品 350ml、豆制品 10g、油 15g、加碘盐 4g</td></tr>
<tr><td>各餐次供能比</td><td colspan="2">早餐 + 早点 32%，午餐 + 午点 40%，晚餐 28%</td></tr>
<tr><td>宏量营养素构成</td><td colspan="2">总摄入能量约 1 123kcal，蛋白质 19%，碳水化合物 56%，脂肪 25%。优质蛋白来源 55.3%。钙摄入约 673mg</td></tr>
<tr><td>食谱点评</td><td colspan="2">水果含有丰富的水、维生素 C、钾、镁、膳食纤维（果胶、半纤维）以及有机酸等，也是植物化学物的良好来源</td></tr>
</table>

一日食谱（7岁减重食谱每日能量1 200kcal）

食谱清单	早餐	奶香燕麦馒头（面粉50g、燕麦片10g、纯牛奶20ml）、酱蛋（鸡蛋1个50g）、拍黄瓜（黄瓜50g）、油2g、盐0.5g
	点心	脱脂牛奶（150ml）
	午餐	荞麦担担面（荞麦粉5g、面粉50g、鸡胸肉30g、菜心50g、黄豆芽50g）、海带虾皮汤（海带50g、虾皮5g）、油10g、盐1.5g
	点心	脱脂牛奶（100ml）、香蕉（100g）
	晚餐	大米饭（大米50g）、清蒸鲈鱼（鲈鱼50g）、香菇青菜（香菇10g，小青菜80g）、丝瓜烩干丝（丝瓜50g、豆腐丝10g）、油8g、盐2g
各类食物摄入量	谷薯类165g、蔬菜340g、水果100g、动物性食物（畜禽鱼）85g、蛋类50g、奶及奶制品270ml、豆制品10g、油20g、加碘盐4g	
各餐次供能比	早餐＋早点31%，午餐＋午点41%，晚餐28%	
宏量营养素构成	总摄入能量约1 220kcal，蛋白质21%，碳水化合物54%，脂肪25%。优质蛋白来源55.3%。钙摄入约690mg	
食谱点评	燕麦和荞麦作为粗粮，含有丰富的膳食纤维，可以增加饱腹感，稳定餐后血糖。虾皮含有丰富的钙、优质蛋白质和矿物质，日常饮食中可适量添加	

一日食谱（8 岁减重食谱每日能量 1 300kcal）

食谱清单	早餐	荠菜虾仁馄饨（面粉 60g、荠菜 50g、虾仁 20g、鸡蛋 1 个 50g、紫菜 2g）、油 3g、盐 1g
	点心	柚子（柚子 150g）
	午餐	南瓜薏米饭（大米 60g、薏米 20g、南瓜 50g）、五香酱牛肉（生牛肉 50g）、芹菜香干（芹菜 50g、豆腐干 10g）、胡萝卜炒莴苣丝（胡萝卜 20g、莴苣 80g）、油 7g、盐 2g
	点心	脱脂牛奶（250ml）
	晚餐	红豆米饭（大米 40g、红豆 15g）、炒三丁（鸡胸肉 30g、胡萝卜 10g、黄瓜 40g）、蒜蓉空心菜（空心菜 80g）、冬瓜嫩豆腐汤（冬瓜 50g、嫩豆腐 20g）、油 10g、盐 2g
各类食物摄入量	谷薯类 195g、蔬菜 432g、水果 150g、动物性食物（畜禽鱼）100g、蛋类 50g、奶及奶制品 250ml、豆制品 30g、油 20g、加碘盐 5g	
各餐次供能比	早餐 + 早点 31%，午餐 + 午点 41%，晚餐 28%	
宏量营养素构成	总摄入能量约 1 303kcal，蛋白质 21%，碳水化合物 57%，脂肪 22%。优质蛋白来源 55.9%。钙摄入约 751mg	
食谱点评	脱脂牛奶与全脂牛奶比较，减少了脂肪的含量，能量更低，但优质蛋白质和钙都没有改变，非常适合需要控制能量和脂肪摄入的人群	

一日食谱（9 岁减重食谱每日能量 1 400kcal）

食谱清单	早餐	小米面发糕（小米面 50g、面粉 20g）、蔬菜蛋卷（小青菜 20g、鸡蛋 1 个 50g）、脱脂牛奶 100ml、油 1g、盐 0.5g
	点心	脱脂牛奶（150ml）
	午餐	黑米二米饭（大米 55g、黑米 25g）、芋头烧鸭（去皮鸭肉 70g、芋头 20g）、醋熘白菜（白菜 100g）、海带豆腐汤（海带 50g、嫩豆腐 50g）、油 10g、盐 2g
	点心	橙子（橙子 100g）
	晚餐	荞麦饭团（荞麦 15g、大米 50g）、白灼虾（基围虾 90g）、清炒苋菜（苋菜 100g）、菌菇汤（杏鲍菇、香菇、鸡腿菇各 10g）、油 6g、盐 1.5g
各类食物摄入量	谷薯类 235g、蔬菜 300g、水果 100g、动物性食物（畜禽鱼）160g、蛋类 50g、奶及奶制品 250ml、豆制品 50g、油 17g、加碘盐 4g	
各餐次供能比	早餐 + 早点 30%，午餐 + 午点 41%，晚餐 29%	
宏量营养素构成	总摄入能量约 1 419kcal，蛋白质 20%，碳水化合物 58%，脂肪 22%。优质蛋白来源 64%。钙摄入约 817mg	
食谱点评	小米中含有丰富的维生素 B 族，铁的含量也较高，其中的维生素 B_1 可以参与糖类与脂肪的代谢，帮助葡萄糖转化为能量，平时与大米蒸煮可降低血糖生成指数，有助于控血糖。小米清热健脾、滋阴养血、利尿，对经常失眠的人也有不错的促眠作用	

一日食谱（10～11 岁儿童减重食谱，每日能量 1 600kcal）

食谱清单	早餐	燕麦牛奶（燕麦 35g、牛奶 250ml）、白煮蛋（鸡蛋 50g）、蒸南瓜（南瓜 100g）、拌黄瓜（黄瓜 50g、花生米 5g）
	点心	火龙果（火龙果 200g）
	午餐	黑米饭（大米 75g、黑米 25g）、茭白肉丝（茭白 50g、瘦猪肉 25g）、肉末豆腐（豆腐 75g、瘦猪肉 15g）、炒卷心菜（卷心菜 75g）、油 13g、盐 2g
	点心	酸奶（酸奶 100g）
	晚餐	米饭（大米 75g）、红烧带鱼（带鱼 60g）、炒三丁（笋丁 50g、黄瓜丁 25g、胡萝卜丁 15g）、清炒小白菜（小白菜 75g）、油 12g、盐 2g
各类食物摄入量	谷薯类 310g、薯类 100g、蔬菜 340g、水果 200g、动物性食物（畜禽鱼）100g、蛋类 50g、奶及奶制品 350ml、豆制品 75g、坚果类 5g、油 25g、加碘盐 4g	
各餐次供能比	早餐 + 早点 28%，午餐 + 午点 44%，晚餐 28%	
宏量营养素构成	蛋白质 17%，碳水化合物 52%，脂肪 31%。优质蛋白来源 58%。钙摄入约 791mg	
食谱点评	全谷物是完整的谷粒，或者经过碾碎、压片等处理的谷物制品，基本上保留了糊粉层、胚芽、胚乳的结构。和常见的白米白面等精细谷物相比，全谷物有丰富的 B 族维生素、膳食纤维、矿物质，有助于增强饱腹感，控制血糖，控制体重。全谷物种类丰富，日常可选择糙米、燕麦、小米、黑米、玉米等，与精细谷物搭配食用	

一日食谱（12～14 岁男孩减重食谱，每日能量 2 050kcal）

食谱清单	早餐	菠菜鸡蛋面（挂面 75g、鸡蛋 50g、菠菜 50g）、牛奶（牛奶 250ml）、油 2g、盐 0.5g
	点心	葡萄（葡萄 200g）、腰果 3 个（腰果 10g）
	午餐	红豆饭（大米 100g、赤小豆 25g）、白菜炖豆腐（北豆腐 75g、大白菜 100g、瘦猪肉 50g）、虾仁西蓝花（基围虾 25g、西蓝花 50g）、清炒豇豆（长豇豆 50g）、油 13g、盐 2g
	点心	牛奶（250ml）
	晚餐	米饭（大米 100g）、酸菜鱼（黑鱼片 75g、黄豆芽 50g、雪菜 25g）、青椒土豆片（土豆 50g、青椒 25g）、清炒小白菜（小白菜 50g）、油 13g、盐 2g
各类食物摄入量	谷薯类 350g、蔬菜 400g、水果 200g、动物性食物（畜禽鱼）150g、蛋类 50g、奶及奶制品 500ml、豆制品 75g、坚果 10g、油 28g、加碘盐 4.5g	
各餐次供能比	早餐＋早点 30%，午餐＋午点 42%，晚餐 28%	
宏量营养素构成	蛋白质 17%，碳水化合物 56%，脂肪 27%。优质蛋白来源 54%。钙摄入约 1 014mg	
食谱点评	豆制品是优质蛋白的来源，与谷类搭配还可以提高蛋白质的利用率。大豆制作成豆制品后，去除了过多的粗纤维，变得更易消化。建议儿童青少年每周吃 105～175g 大豆及其制品，50g 大豆可以做成 145g 北豆腐、280g 南豆腐、110g 豆腐干、80g 豆腐丝	

一日食谱（12～14 岁女孩减重食谱，每日能量 1 750kcal）

食谱清单	早餐	低脂牛奶（低脂牛奶 200ml）、葱花鸡蛋饼（小麦粉 50g、鸡蛋 50g、小葱 25g）、油 3g、盐 0.5g
	点心	桃（桃 200g）
	午餐	黑米饭（大米 75g、黑米 25g）、土豆鸡块（鸡 50g、土豆 50g）、韭菜炒豆干（韭菜 100g、豆腐干 25g）、卤猪肝（猪肝 15g）、油 12g、盐 2g
	点心	低脂牛奶（低脂牛奶 200ml）
	晚餐	米饭（大米 75g）、蒸红薯（红薯 75g）、冬瓜排骨汤（排骨 60g、冬瓜 100g）、清炒娃娃菜（娃娃菜 50g）、凉拌菠菜（菠菜 100g）、油 12g、盐 2g
各类食物摄入量	谷薯类 350g、蔬菜 375g、水果 200g、动物性食物（畜禽鱼）125g、蛋类 50g、奶及奶制品 400ml、豆制品 25g、油 27g、加碘盐 4.5g	
各餐次供能比	早餐 + 早点 26%，午餐 + 午点 40%，晚餐 34%	
宏量营养素构成	蛋白质 16%，碳水化合物 56%，脂肪 28%。优质蛋白来源 50%。钙摄入约 633mg	
食谱点评	薯类是一类可食用的植物块根或地下茎，常见的有红薯/紫薯、土豆、山药、芋头等。宏量营养素以碳水化合物为主，可作为主食的一部分。与精白米面相比，薯类能量低、体积大、膳食纤维丰富，土豆的钾非常丰富，紫薯中的花青素是很好的抗氧化剂。减肥人群可蒸煮后食用，也可加入面粉做成馒头，但不能炸成薯片、薯条	